Omas

hilfreiches Büchlein der Hausmittel

Wichtiger Hinweis!

Dieses Buch wurde nach dem aktuellen Wissensstand sorgfältig erarbeitet. Dennoch erfolgen alle Angaben ohne Gewähr. Der Verlag haftet nicht für eventuelle gesundheitliche Nachteile oder Schäden, die aus der Umsetzung der im Buch angegebenen praktischen Hinweise resultieren. Die enthaltenen Ratschläge zur Heilung oder Linderung von Krankheiten ersetzen nicht die Untersuchung und Betreuung durch einen Arzt. Vor Durchführung einer Selbstbehandlung sollte stets ein Arzt konsultiert werden, insbesondere wenn sie an gesundheitlichen Beschwerden leiden, regelmäßig Medikamente einnehmen oder schwanger sind.

Omas

hilfreiches Büchlein
der Hausmittel

REGIONALIA
VERLAG

Omas hilfreiches Büchlein der Hausmittel

5. Auflage 2025

Copyright © 2019 Regionalia Verlag,
ein Imprint der Kraterleuchten GmbH,
Gartenstraße 3, 54550 Daun
Verlagsleitung: Sven Nieder

Bei Fragen zur Produktsicherheit wenden Sie
sich an: gpsr@kraterleuchten.com

Gestaltung und Umschlag: Björn Pollmeyer
Satz: Manuela Wirtz

Gedruckt in der Europäischen Union, Finidr, CZ

Bildnachweis

Titel © panthermedia.net / geraria

Illustrationen © iStock / Pimpay

iStock
Seite 10 © Viktor_Gladkov, 21 © banusevim,
36 © HeikeRau, 56 © cooperr007, 74 © AlexRaths,
96 © Piotr Wytrazek, 102 © selkus, 108 © svehlik,
116 © Liountmila Korelidou, 126 © HeikeRau

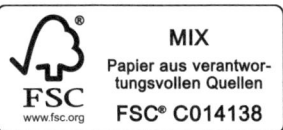

MIX
Papier aus verantwor-
tungsvollen Quellen
FSC® C014138
FSC
www.fsc.org

ISBN 978-3-95540-276-1

www.regionalia-verlag.de

Inhalt

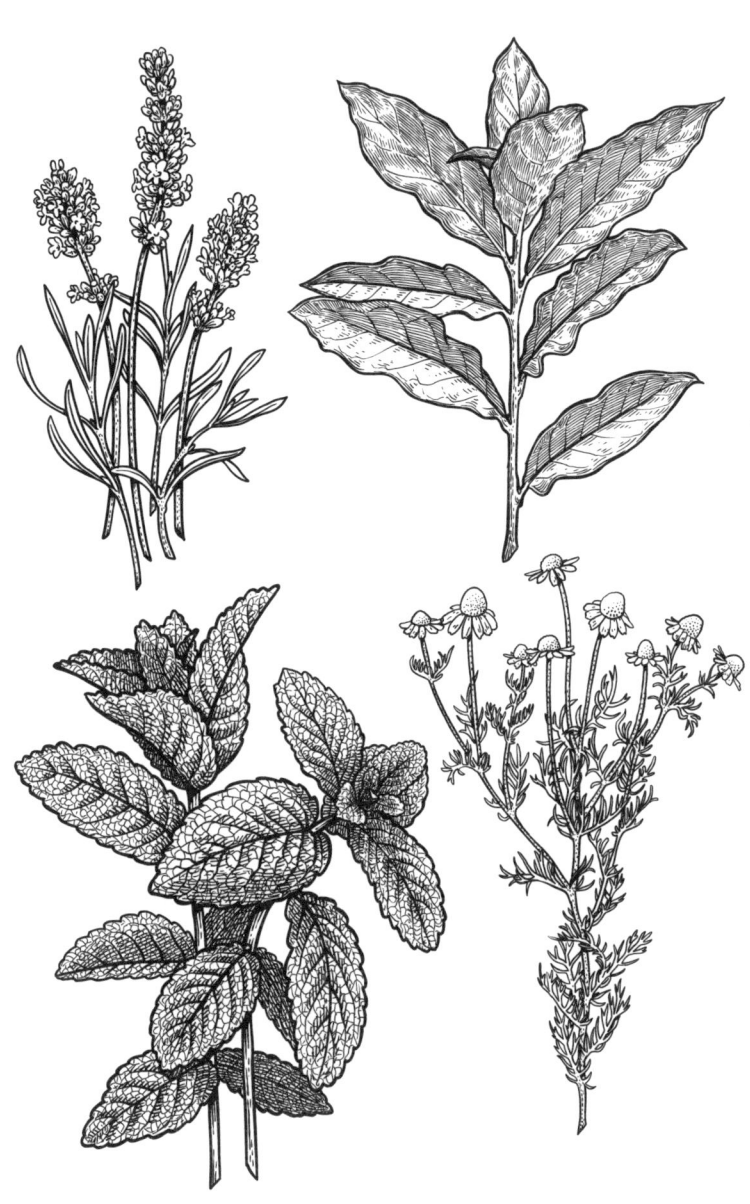

Vorwort

Die »gute alte Zeit« erlebt gerade ein riesiges Comeback,
und zwar mit altem Wissen, das in unserer Zeit vielfach bereits beinahe verloren gegangen war. Vor allem die hilfreichen Hausmittel, mit denen früher Krankheiten bekämpft
wurden, die aber auch in der Kosmetik und im Haushalt
angewendet wurden, erleben heutzutage eine regelrechten
Boom. Diese Hausmittel werden schon sehr lange angewendet und oft innerhalb der Familie von Generation zu
Generation weitergegeben. Viele von ihnen sind bereits
mehrere Jahrhunderte als. Deshalb heißen sie salopp auch
»Omas Hausmittel«. Denn früher ging man nicht gleich
bei jedem Schnupfen zum Arzt, sondern griff lieber erst
einmal auf hilfreiche Hausmittel zurück. Dazu zählen im
Bereich der Gesundheit und Kosmetik traditionell beispielsweise die altbekannten Heilpflanzen, die als Tee,
Salbe, Tinktur oder Badezusatz oder in Form von Wickeln,
Packungen, Bädern, Inhalationen oder Waschungen ange-
wendet werden können. In diesem Buch findet der interes-
sierte Leser zahlreiche hilfreiche Hausmittel aus Omas
Hausapotheke und Omas Kosmetiksalon sowie weitere
Tipps für den Haushalt.

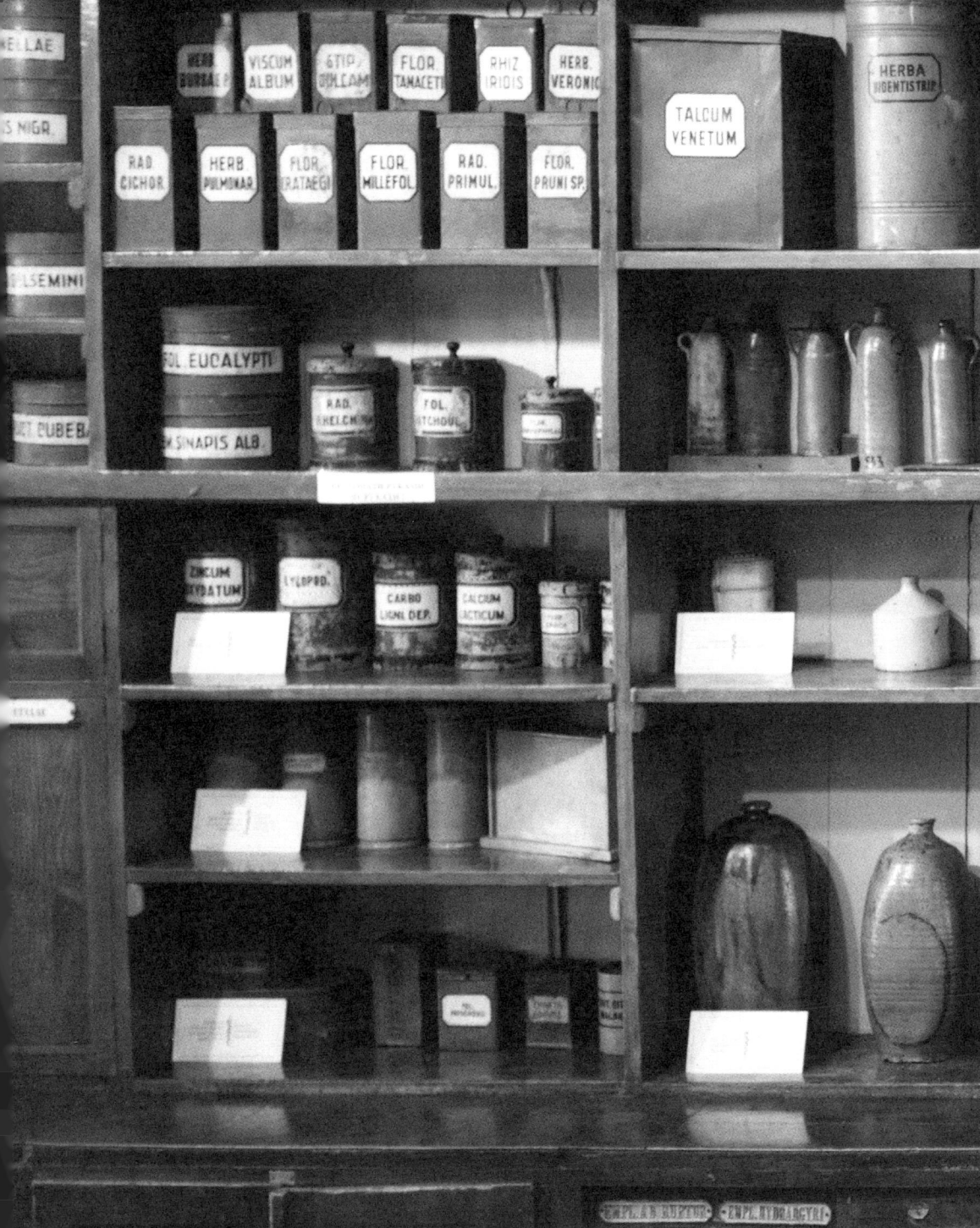

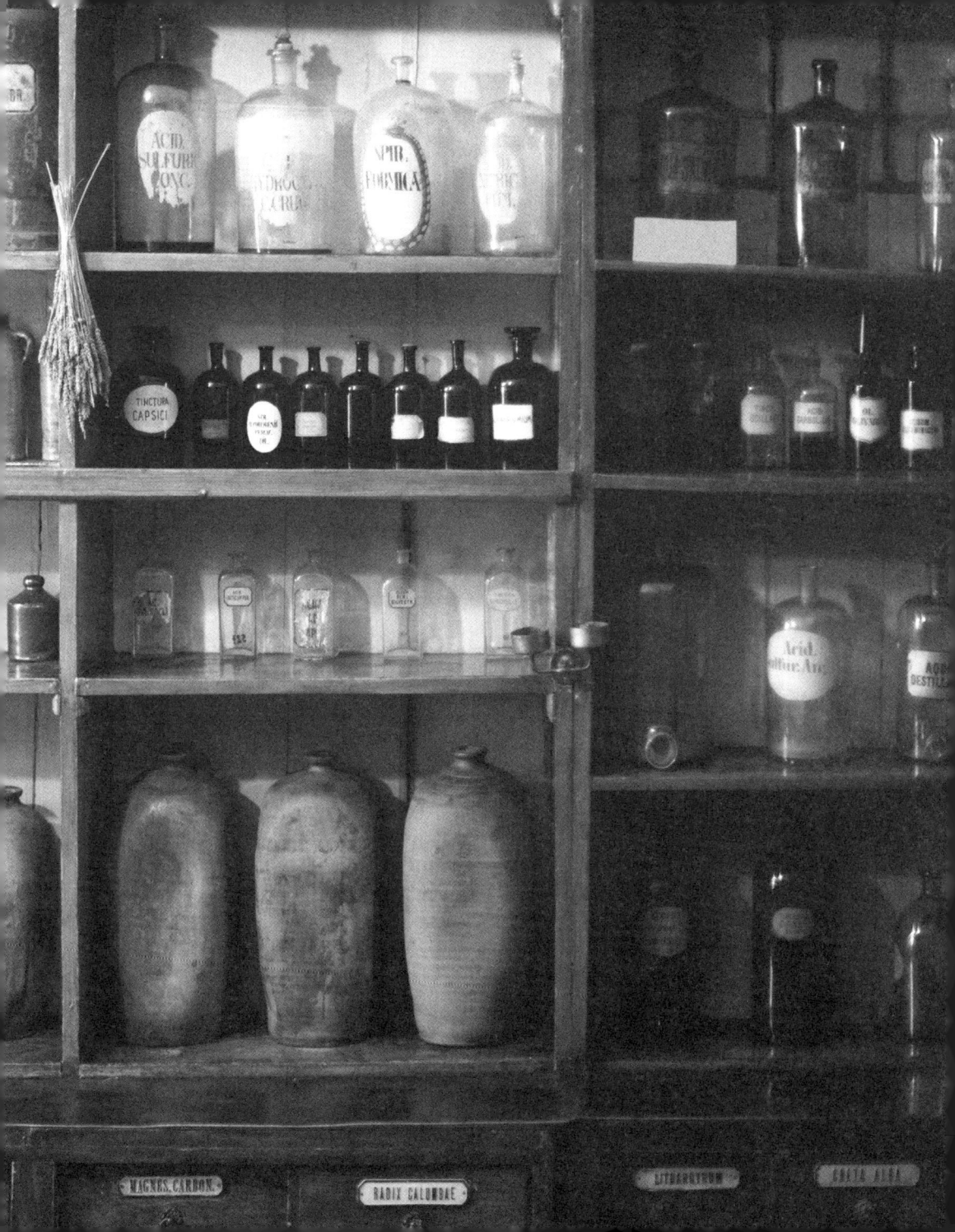

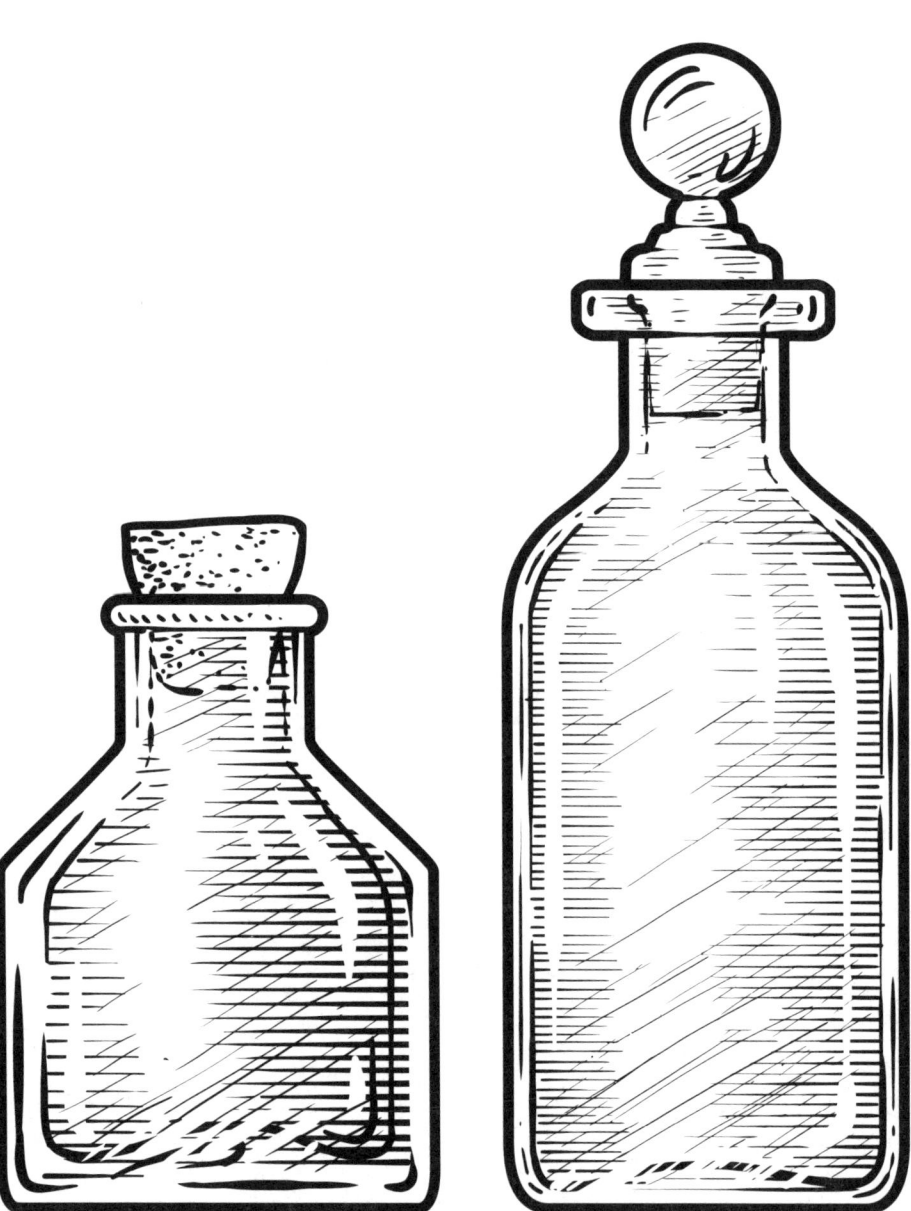

Omas hilfreiche Hausapotheke

Gerade im Bereich der Hausmedizin sind Omas hilfreiche Rezepte heute beliebt wie nie. Das liegt vor allem daran, dass immer mehr Menschen dem allzu schnellen und bedenkenlosen Einsatz von starken Medikamenten misstrauen und zunächst einmal auf bewährte Hausmittel setzen wollen. Auch wenn dies grundsätzlich zu begrüßen ist, muss an dieser Stelle dennoch darauf verwiesen werden, dass Omas hilfreiches Büchlein der Hausmittel nicht der Selbstmedikation von schwerer wiegenden Erkrankungen dienen darf und in solchen Fällen niemals den Gang zum Arzt ersetzen kann oder soll. Aber bei den viel häufigeren kleineren Unpässlichkeiten, »Malessen« oder »Zipperlein« können Omas Hausmittel zum Einsatz kommen, wenn diesen keine anderen, schwereren Krankheiten zu Grunde liegen. So können Omas hilfreiche Hausmittel in vielen Fällen unschätzbar wertvolle Dienste leisten – heute genauso wie vor 100 Jahren!

Vorbeugen:
Abwehrkräfte steigern

Die beste »Medizin« gegen die meisten Erkrankungen ist ein starkes und stabiles Immunsystem, das den Körper in die Lage versetzt, mit allen möglichen Erregern selbständig fertig zu werden, ohne dass es überhaupt zu einem Infekt kommt. Dabei – und das wusste auch schon Oma – kommt einer gesunden und ausgewogenen Ernährung eine wichtige Rolle zu. Viel Obst und viele Vitamine – insbesondere Vitamin C – machen das Immunsystem fit für seinen täglichen Kampf – oder wie die Engländer schon vor über 100 Jahren sagten: »Five apples a day keep the doctor away«, frei übersetzt: »fünf Äpfel am Tag machen den Arzt überflüssig.« Ansonsten war die Ernährung früherer Zeiten noch eher vom Mangel geprägt als, wie in unserer heutigen Zeit, vom Überfluss, vor allem an Kohlenhydraten, Fetten und Fleisch. Hier könnte Oma eher ein Vorbild sein als eine aktive Ratgeberin, denn der Verzicht auf ungesunde, schnelle Kalorien dient auch der Stärkung der körperlichen Widerstandsfähigkeit.

Ähnlich sieht es bei der regelmäßigen körperlichen Betätigung aus. Bewegungsarme Schreibtischjobs gab es in dem Maße vor 100 Jahren und mehr gar nicht, alles war sowieso viel körperlicher, von der Hausarbeit über das Berufsleben bis hin zur Mobilität. Auch hier kann ein gewisser Verzicht auf zu große Bequemlichkeit die körperlichen Abwehrkräfte steigern.

Und selbst bei der Körperpflege kann man sich in dieser Hinsicht ein Beispiel an Oma nehmen, die wahrscheinlich nicht stundenlang warm duschen konnte. Heiß-kalte Wechselduschen machen morgens schön wach und stimulieren darüber hinaus das Immunsystem.

Und nicht zuletzt gilt Omas alte Weisheit: »Schlaf ist die beste Medizin«, denn – und das ist mittlerweile auch wissenschaftlich bestätigt – chronischer Schlafmangel kann die Wirksamkeit des Immunsystems schnell deutlich verringern.

Omas hilfreiche Zitruskur

Um das Immunsystem vor allem durch Vitamin C dauerhaft zu stärken, hilft diese Kur aus Zitrussäften: 3 Orangen und 1 Zitrone auspressen und die Säfte mit 1 Teelöffel Traubenzucker vermischen. Das Gemisch in kleinen Schlucken trinken, und das jeden Morgen. Dann haben es etwa Erkältungsviren viel schwerer bei ihrer zerstörerischen Mission.

Omas hilfreiche Tees

Zahlreiche altbekannte Tees helfen ebenso, das Immunsystem zu stärken. Hier eine kleine Auswahl:

Vier-Kräuter-Tee: 40 g Himbeerblätter mit 20 g Hagebutten, 20 g Holunderblüten und 20 g Melissenblättern vermischen. Jeden Tag 3 Esslöffel der Mischung mit 1 Liter Wasser überbrühen und 5 Minuten ziehen lassen. Filtern, heiß halten und über den Tag verteilt trinken. Bei Bedarf mit Honig süßen.

Lindenblütentee: 4 gehäufte Esslöffel Lindenblüten mit 1 Liter Wasser überbrühen. 5 Minuten zugedeckt ziehen lassen, dann durch ein Sieb filtern. Den Tee über den Tag verteilt regelmäßig trinken.

Holunderblütentee: 1 Liter Wasser gemeinsam mit 8 Teelöffeln getrockneten Holunderblüten aufkochen, vom Herd nehmen und 5 Minuten ziehen lassen. Den Tee durch ein feines Sieb gießen, etwas abkühlen lassen, warm halten und vier Mal täglich trinken.

Schachtelhalmtee: 6 Teelöffel Schachtelhalmkraut werden mit 0,75 Liter kochendem Wasser aufgebrüht und eine halbe Stunde ziehen gelassen. Abfiltern, warm halten und dreimal täglich davon trinken.

Eibischtee: Eine Besonderheit ist diese Form des Eibischtees, denn sie wird kalt zubereitet und getrunken. Dazu übergießt man 4 Teelöffel Eibischwurzeln mit 1 Liter Wasser und lässt das Ganze zugedeckt gut 2 Stunden ziehen. Dann trinkt man den kalten Tee über den Tag verteilt – vor allem im Sommer ein erfrischender Genuss!

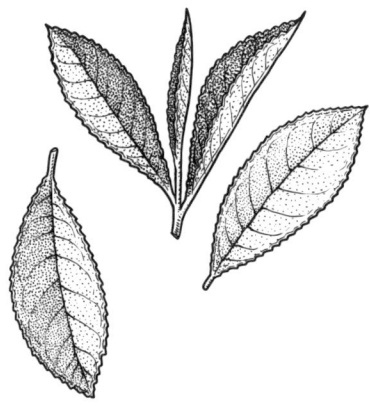

Alle Jahre wieder – Erkältungen

Das gab es zu Omas Zeiten natürlich auch schon: Kaum wird es kälter, fallen rund 200 verschiedene Virusarten über die Bevölkerung her und lösen grippale Infekte aus, im Volksmund auch als Erkältung, Grippe oder Schnupfen bezeichnet. Besonders stark betroffen sind oft Kinder, deren Immunsystem noch nicht völlig ausgereift ist. Sie können zehnmal im Jahr einen Schnupfen bekommen. Zum Glück ist die Erkältung nicht gefährlich, sondern eher lästig – im Gegensatz zu einer »echten« Grippe, die von Influenzaviren ausgelöst wird und einen schweren Verlauf mit hohem Fieber und Komplikationen wie Lungenentzündungen nehmen kann. Bei dem weltweiten Ausbruch der Spanischen Grippe vor gut 100 Jahren kamen nach Schätzungen bis zu 50 Millionen Menschen ums Leben – mehr als durch den Ersten Weltkrieg.

An einer Erkältung ist entgegen ihrem Namen übrigens nicht das kalte Wetter schuld, wie viele Leute glauben. Vielmehr ist es der enge Kontakt von zu vielen Menschen in geschlossenen Räumen und die Heizungsluft, die die Schleimhäute austrocknet. Erkältungen werden durch die Luft übertragen, aber auch durch Berührungen wie etwa das Händeschütteln oder das Anfassen von Gegenständen wie Türklinken oder Einkaufswagen. Sind die Viren erst einmal im Körper, setzen sie sich in den oberen Atemwegen fest und bringen die Schleimhäute zum Anschwellen. So kommt es zur typischen verschnupften Nase, dazu gesellen sich oft Halsschmerzen, Husten und Fieber sowie Kopf- und Gliederschmerzen. Heilen kann man eine Erkältung nicht, und ein altes Sprichwort sagt, dass ein grippaler Infekt 2 Wochen andauert, wenn man zum Arzt geht, und 14 Tage, wenn man ihn mit Hausmitteln behandelt. Die beste Medizin gegen eine Erkältung ist die Vorbeugung durch die Stärkung der Abwehrkräfte, für die Sie auf den vorangegangenen Seiten zahlreiche Mittel aus Omas hilfreicher Hausapotheke finden. Wenn der Schupfen dann aber doch mal zugeschlagen hat, muss man die Erkältung leider einfach durchstehen. Es gibt aber einige Mittel in Omas hilfreicher Hausapotheke, die bei Husten, Rotz und Co. auf ganz natürliche Weise Linderung verschaffen können.

Viel trinken bei Erkältung

Das älteste Hausmittel gegen Erkältung lautet: viel trinken! Dadurch werden nämlich die angegriffenen, ausgetrockneten Schleimhäute besser befeuchtet. Das hilft dann bei der Abwehr der Erkältungsviren. 2–2,5 Liter Wasser am Tag sollten reichen, außer bei Fieber, dann sollte die Trinkmenge wegen des erhöhten Wasserverlustes durch das Schwitzen auf bis zu 3 Liter am Tag erhöht werden. Neben Wasser bieten sich zum Trinken auch Kräutertees an. Rezepte dafür finden Sie weiter unten.

Bewegung an der frischen Luft, aber kein Sport

Besonders gut für die von der trockenen Heizungsluft und den Erkältungsviren angegriffenen Schleimhäute ist meist frische Luft. Deshalb sollte man sich trotz Erkältung – warm angezogen – ruhig auch an die frische Luft begeben. Das gilt allerdings nur, wenn das Allgemeinbefinden dies zulässt. Und auch das Wetter sollte mitspielen – im strömenden Regen etwa hat ein Erkälteter draußen nichts zu suchen! Und Sport ist sowieso verboten, denn die damit verbundene körperliche Erschöpfung öffnet den Erregern erst recht Tür und Tor – bis hin zu schwerwiegenden Herzmuskelentzündungen.

Bettruhe bei schweren Erkältungen

Auch das hat sich seit Omas Zeiten nicht geändert: Bei einer schweren Erkältung – etwa mit Fieber – hat der Patient außerhalb seines Bettes oder des warmen Sofas nichts verloren! Vor allem in der fiebrigen Phase braucht der Körper absolute Ruhe, damit das Immunsystem die Eindringlinge wirkungsvoll bekämpfen kann. Auch hier gilt: »Schlaf ist die beste Medizin«.

Omas hilfreiche Dampfbäder

Sehr gut für die angegriffenen Schleimhäute in Nase, Nebenhöhlen und Atemwegen sind Dampfbäder. Durch den heißen Wasserdampf werden die Schleimhäute intensiv befeuchtet.

Die Wirkung des Dampfbades kann durch verschiedene Zusätze noch verstärkt werden. Omas hilfreiche Hausapotheke empfiehlt beispielsweise Kamilledampfbäder. Für ein Kamilledampfbad 2 Handvoll getrocknete Kamillenblüten mit 1 Liter Wasser übergießen und vor dem Inhalieren 10 Minuten ziehen lassen. Man kann die Kamillenblüten aber auch durch 2 Teelöffel getrocknete Thymianblätter oder einige Tropfen ätherische Öle aus Eukalyptus, Fichtennadeln oder Latschenkiefern ersetzen. All diese Substanzen verleihen dem Wasserdampf zusätzlich zu seiner befeuchtenden noch eine entkrampfende oder sogar keimtötende Wirkung. Zur Anwendung legt man sich ein Handtuch über den Kopf und atmet einige Minuten den entweichenden Wasserdampf ein. Aber Vorsicht: Beim Inhalieren über dem heißen Topf sehr vorsichtig sein, damit es nicht zu Verbrühungen kommt.

Heiße Bäder gegen Erkältung

Auch mit einem schön heißen Erkältungsbad kann man seine Atemwege befreien. Die Wärme des Badewassers wirkt entspannend auf die Bronchien, und auch die bei manchen Erkältungen so lästigen Gliederschmerzen können in einem Erkältungsbad nachlassen. Und so einfach geht es: Man fügt dem Badewasser einfach ein paar Tropfen Eukalyptus, Fichtennadel- oder Latschenkiefernöl oder einen vorbereiteten gefilterten Sud aus Kamille, Thymian oder Fenchel zu.

Achtung: Nicht länger als 20 Minuten im Erkältungsbad bleiben, und bei Fieber auf keinen Fall ein Erkältungsbad nehmen, damit die Körpertemperatur nicht noch zusätzlich angeheizt wird!

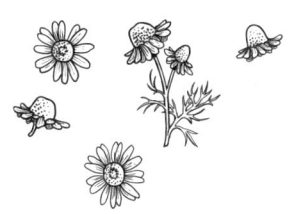

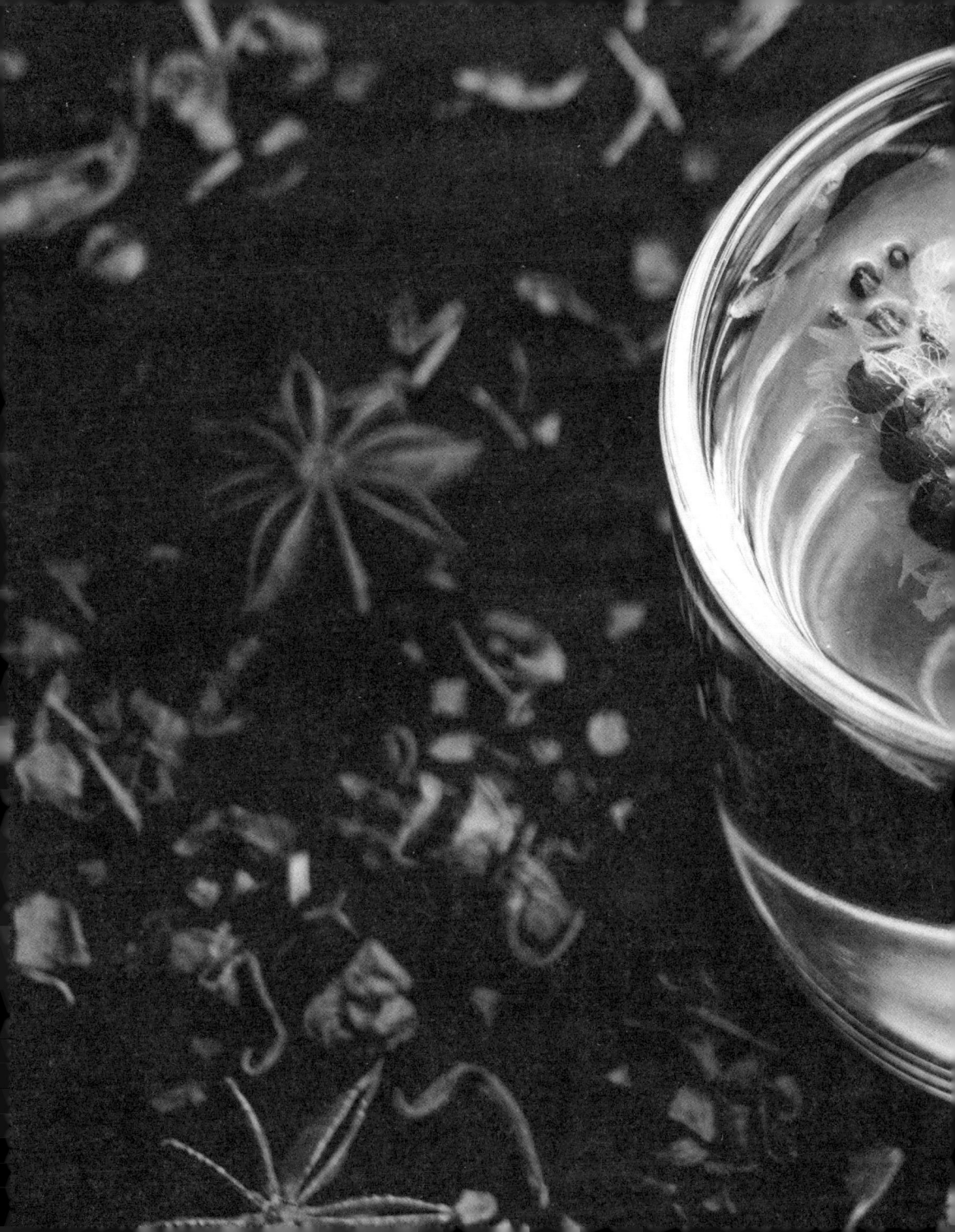

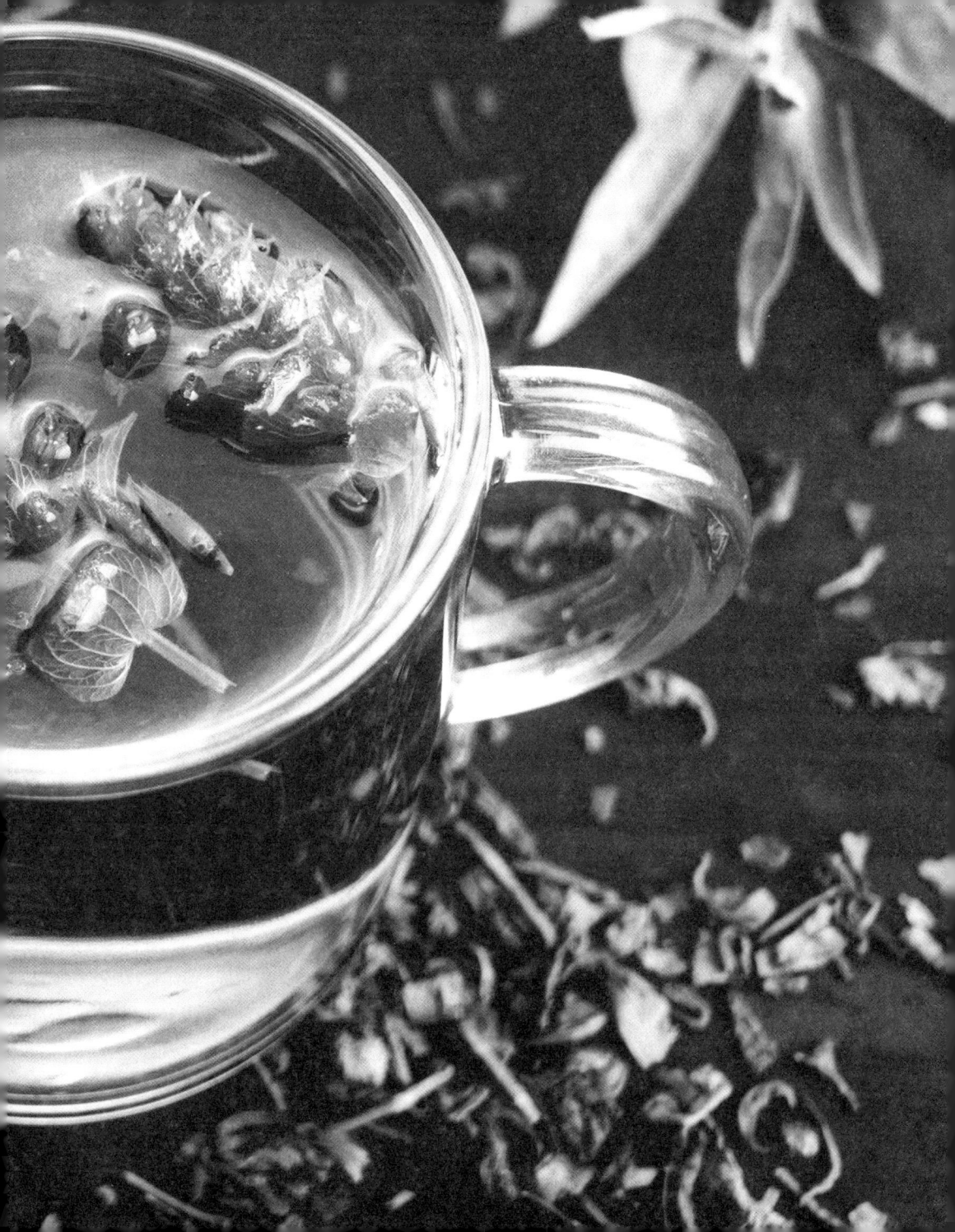

Omas hilfreiche Hustentees

Husten gehört zu den unangenehmsten Begleiterscheinungen einer Erkältung. Er kann lästig, quälend und schmerzhaft sein und dem Patienten die Nachtruhe komplett vermiesen. Hier finden Sie eine Auswahl natürlicher Hustentees aus Omas hilfreicher Hausapotheke. Sie wirken alle schleimlösend und verhindern, dass sich etwas festsetzt, indem sie den Auswurf fördern. Deshalb sollte man sie aber nicht mehr allzu spät vor dem Schlafengehen nehmen und vor allem nicht mit hustenstillenden Wirkstoffen kombinieren.

Omas hilfreicher Fencheltee

2 Teelöffel Fenchel mit 2 Teelöffel Thymian, 2 Teelöffel Melisse und 2 Teelöffel Huflattich vermischen. Die Mischung mit 1 Liter kochendem Wasser übergießen, 5 Minuten ziehen lassen und abfiltern. Heiß halten und mehrmals täglich davon trinken. Bei Bedarf mit Honig süßen.

Omas hilfreicher Anistee

20 g Anis mit 20 g Thymian, 20 g Spitzwegerich, 10 g Eibisch, 10 g Schlüsselblume, 10 g Veilchen und 10 g Königskerze vermischen. 4 Esslöffel der Teemischung mit 1 Liter kochendem Wasser aufbrühen und zugedeckt 10–15 Minuten ziehen lassen. Abseihen, heiß halten und mehrmals täglich davon trinken, auch den Dampf inhalieren. Bei Bedarf mit Honig süßen.

Omas hilfreicher Eibischtee

25 g Eibischwurzel mit 10 g Fenchel, 10 g Süßholzwurzel, 30 g Thymian, 15 g Spitzwegerichkraut und 10 g Isländisch Moos vermischen. 4 Esslöffel der Teemischung mit 1 Liter

kochendem Wasser aufbrühen und zugedeckt 10 Minuten ziehen lassen. Abseihen, warm halten und mehrmals täglich davon trinken. Bei Bedarf mit Honig süßen.

Variation: Sie können den Tee auch noch zusätzlich mit einigen Tropfen Anisöl und Melissenöl verstärken.

Omas hilfreicher Lindenblütentee

3 Teelöffel Lindenblüten und 3 Teelöffel Holunderblüten mit 0,75 Liter kochendem Wasser übergießen, 10 Minuten ziehen lassen und filtern. Warm halten und dreimal täglich eine Tasse davon trinken. Bei Bedarf mit Honig süßen.

Omas hilfreicher Süßholzwurzeltee

35 g Süßholzwurzel mit 25 g Eibischwurzel, 30 g Anis und 5 g Isländischem Moos vermischen. 4 Esslöffel der Teemischung mit 1 Liter kochendem Wasser aufbrühen und zugedeckt 5–10 Minuten ziehen lassen. Filtern, warm halten und mehrmals täglich davon trinken. Bei Bedarf mit Honig süßen.

Omas hilfreicher Thymiantee

20 g Thymiankraut mit 10 g Süßholzwurzel, 25 g Eibischwurzel, 15 g Spitzwegerichkraut, 10 g zerstoßenen Fenchelsamen und 10 g Isländischem Moos vermischen. 4 Esslöffel der Teemischung mit 1 Liter kochendem Wasser aufbrühen und zugedeckt 5–10 Minuten ziehen lassen, dann abseihen. Warm halten und mehrmals täglich davon trinken. Bei Bedarf mit Honig süßen.

Omas hilfreicher Schlüsselblumenentee

30 g Schlüsselblumenkraut mit 10 g Königskerzenkraut, 20 g zerstoßenen Anisfrüchte und 40 g Quendelkraut vermischen. 3 Teelöffel der Mischung mit 0,75 Liter kochendem Wasser übergießen, 5–10 Minuten ziehen lassen und abseihen. Warm halten und mehrmals täglich davon trinken. Bei Bedarf mit Honig süßen.

Omas hilfreicher Andorntee

15 g Andornkraut mit 40 g Fenchelkraut und 40 g Dillkraut vermischen. 3 Teelöffel der Mischung mit 0,75 Liter kochendem Wasser übergießen, 5–10 Minuten ziehen lassen und abseihen. Warm halten und mehrmals täglich davon trinken. Bei Bedarf mit Honig süßen.

Omas hilfreicher Königskerzentee

20 g Königskerze mit 20 g Lungenkraut und 20 g Spitzwegerichkraut vermischen. 3 Esslöffel der Teemischung mit 0,75 Liter kochendem Wasser aufbrühen und zugedeckt 10 Minuten ziehen lassen, dann abfiltern. Warm halten und dreimal täglich davon trinken. Bei Bedarf mit Honig süßen.

Omas hilfreicher Salbeitee gegen Halsschmerzen

Eine Begleiterscheinung von Husten sind oft Halsschmerzen. Meist sind sie harmlos, aber sie können sehr unangenehm und quälend werden. Omas hilfreiche Hausapotheke empfiehlt einen Sud aus Salbeiblättern. Dazu eine Handvoll Salbeiblätter aufkochen und 15 Minuten zugedeckt ziehen lassen. Abseihen, warm halten und mehrmals täglich je fünf Minuten mit dem Tee gurgeln.

Honig für den Hals

Wenn man Honig nicht nur zum Süßen von Tees verwenden will, sondern als Hausmittel gegen Halsschmerzen, dann sollte man den Tee oder die heiße Milch vor der Zugabe des Honigs erst etwas abkühlen lassen, etwa auf lauwarme Temperaturen. Oberhalb von 40 Grad Celsius werden nämlich viele der wirksamsten Inhaltsstoffe des Honigs gegen Halsschmerzen bereits zerstört.

Omas hilfreiche Nasendusche

Eine Nasendusche oder Nasenspülung mit Salzwasser ist bei einer Erkältung sehr wohltuend. Sie spült die Erreger aus den Nebenhöhlen heraus und wirkt darüber hinaus desinfizierend. So kann man schnell wieder besser durchatmen. Zur Herstellung der Spülflüssigkeit löst man einen Teelöffel einfaches Meer- oder Steinsalz ohne Jod- oder Fluorzusatz in einem halben Liter lauwarmem Wasser auf. Bei der Anwendung ist etwas Übung nötig, dann klappt es auch in der hohlen Hand.

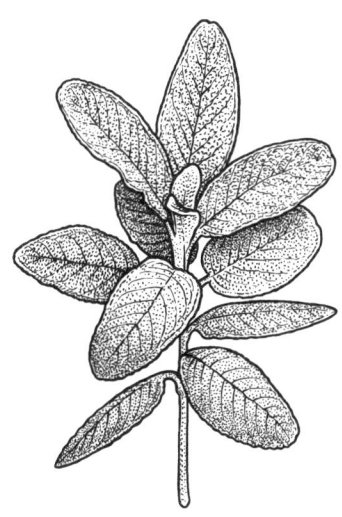

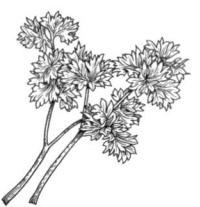

Hausmannskost gegen Erkältungen – Omas Hühnersuppe

In Omas hilfreicher Hausapotheke dürfen auch ein paar leckere Schmankerl nicht fehlen, und in der Tat ist eine deftige Hühnersuppe schon seit Jahrhunderten eine anerkannte Medizin bei zahlreichen Krankheiten, etwa auch bei einer Erkältung. Eine leckere, heiße Hühnersuppe hat nämlich gleich mehrere Wirkungen. So enthält sie den Eiweißstoff Cystein, der die Schleimhäute abschwellen lässt. Außerdem liefert sie Zink zur Stärkung der Abwehrkräfte. Und so einfach wird sie bereitet:

1–2 kg klein geschnittenes Suppengemüse (Karotten, Knollensellerie, Lauch, Zwiebeln, Petersilienwurzel, Petersilie, nach Belieben Knoblauch) mit einem halben oder einem ganzen Suppenhuhn in einem großen Topf mit Wasser bedecken. 2–3 Lorbeerblätter, 10–15 schwarze Pfefferkörner, 3–5 Wacholderbeeren und 2–3 Gewürznelken hinzugeben. Aufkochen und danach 2,5–3 Stunden köcheln lassen. Fleisch herausnehmen und klein schneiden. Die Brühe abseihen, das Gemüse und die Gewürze entfernen. Als klare Hühnerbrühe mit oder ohne Fleischeinlage und/oder Suppennudeln servieren.

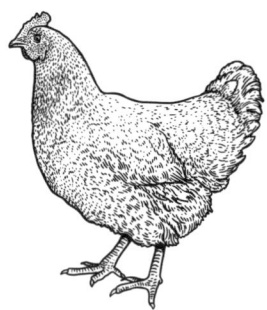

Omas hilfreiche Hausmittel gegen Bronchitis

Bei akuter und chronischer Bronchitis helfen viele Hausmittel, die Dauer der Beschwerden zu verkürzen. Bevor man zu Medikamenten greift, ist es sinnvoll, Omas schonende Hausmittel anzuwenden, denn sie tragen zur Linderung der Symptome bei. Allerdings können die hier aufgeführten Hausmittel eine medizinische Therapie nur ergänzen, aber nicht ersetzen. Bei anhaltenden Beschwerden sollte immer ein Arzt aufgesucht werden, der über die Notwendigkeit von Medikamenten entscheiden kann.

Hilfreiche Inhalationen mit Kräutern oder ätherischen Ölen

Inhalationen mit Kräutern oder ätherischen Ölen gehören zu den klassischen Hausmitteln bei Bronchitis. Sie befeuchten die oberen Atemwege und haben eine wohltuende Wirkung. Auch hier sind die besten Hausrezepte bereits im Kapitel über Erkältungen aufgeführt.

Inhalationen mit Salz

Inhalationen mit einer Kochsalzlösung unterstützen die Reinigungsfunktion der Schleimhäute und tragen so zu einer verbesserten Immunabwehr bei. Deshalb ist diese Form der Inhalation auch für Patienten mit chronischer Bronchitis und chronisch obstruktiver Bronchitis zur Vorbeugung akuter Infekte in der kalten Jahreszeit empfehlenswert. Allerdings muss die Kochsalzlösung zum Inhalieren zunächst zerstäubt werden. Dazu sollte man sich ein geeignetes Gerät aus der Apotheke besorgen. Für die Lösung versetzt man 1 Liter lauwarmes Wasser mit einem Teelöffel Kochsalz und inhaliert mithilfe eines Verneblers über den Mund. Die angemischte Kochsalzlösung maximal 24 Stunden verwenden.

Omas hilfreiche Quarkwickel

Wickel führen dem Körper Wärme zu und transportieren heilende Substanzen über die Haut zu den entzündeten Bereichen. Bei Quarkwickeln sind es Milchsäurebakterien, die schleimlösend und entzündungshemmend wirken. Im Fall der Bronchitis kommt ein körperwarmer Quarkwickel zur Anwendung. Man verwendet einfachen Speisequark, der zunächst auf Körpertemperatur erwärmt und dann etwa einen halben Zentimeter dick auf ein Tuch oder eine Kompresse gestrichen wird. Dem Quarkwickel auf die Brust legen, mit einer dünnen Mullbinde fixieren und 30 Minuten lang einwirken lassen, bis der Quark zu trocknen beginnt. Danach die Haut gut abtrocknen und warm zudecken.

Schleim lösen durch Zwiebelsaft

Zwiebeln enthalten wertvolle Inhaltsstoffe, die bei einer Bronchitis den Schleim lösen und das Abhusten erleichtern. Außerdem sind sie meist im Haushalt vorhanden und eignen sich daher hervorragend als Hausmittel. 2 Zwiebeln würfeln und in einem verschließbaren Glas mit Honig begießen. Das Glas verschließen und bei mittlerer Hitze in den Backofen stellen. Wenn der Saft aus der Zwiebel ausgetreten ist, das Glas aus dem Ofen nehmen und die Zwiebelstückchen heraussieben. Über Nacht im Kühlschrank durchziehen lassen. Dreimal täglich einen Esslöffel einnehmen.

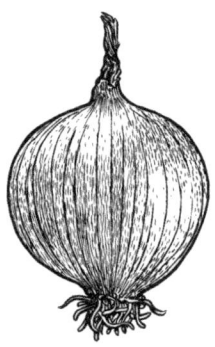

Omas hilfreiche Kräutertees

Warmer Tee ist das wohl gängigste Hausmittel bei jeder Art von Erkältung und daher auch unverzichtbarer Bestandteil einer Bronchitis-Kur. Die Wärme des Tees überträgt sich auf die Atemwege und hält den Schleim flüssig. Außerdem haben bestimmte Kräuter eine bei Bronchitis heilsame und antientzündliche Wirkung. Es eignen sich alle Tees, deren Rezepte sich oben im Kapitel über Erkältung und Husten finden.

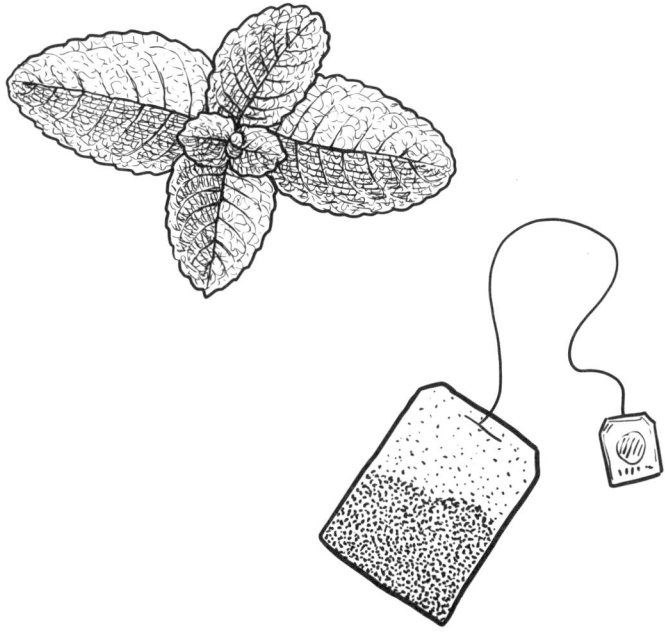

Omas hilfreiche Hausmittel gegen Fieber

Fieber ist eine natürliche Reaktion des Körpers, die anzeigt, dass das Immunsystem die Ausbreitung von Krankheitserregern bekämpft. Zwischen 38,1 und 38,5 Grad Celsius Körpertemperatur spricht man von einem leichten Fieber. Ab 38,6 Grad Celsius ist es ein mittleres Fieber, das bereits zu unangenehmen Symptomen führen kann. Über 39,0 Grad Celsius redet man von hohem Fieber. Ab dieser Temperatur sollte das Fieber bei Erwachsenen aktiv gesenkt werden, denn spätestens ab 40 Grad Celsius kann es sehr gefährlich werden. Bei Babys und Kindern sollte Fieber hingegen sofort behandelt werden, um Komplikationen zu vermeiden.

Bei Fieber ist auch die richtige Ernährung wichtig, um den Körper zu unterstützen. Besonders geeignet sind eiweißreiche Nahrungsmittel wie etwa Hühnerbrühe und vitaminreichen Nahrungsmittel wie Zitrusfrüchte. Diese geben dem Körper die notwendige Energie sowie wichtige Vitamine. Rezepte mit diesen Nahrungsmitteln finden sich im Kapitel über Erkältungen. Bei Fieber ist das Trinken umso wichtiger, da man sehr schnell dehydriert. Faustregel: Pro zusätzlichem Grad Körpertemperatur benötigt der Körper einen zusätzlichen Liter Wasser. Deshalb sollte man stündlich mindestens ein Glas Wasser trinken.

Wenn die Hausmittel nicht wirken, das Fieber nicht sinkt und zudem von weiteren Symptomen gegen Fieber wie eitrigem Auswurf, Erbrechen oder starkem Durchfall begleitet wird, sollte man vorsichtshalber immer zum Arzt gehen.

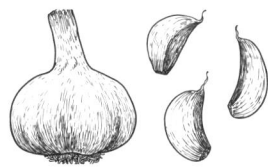

Omas Allheilmittel: Knoblauch

Knoblauch gilt seit Jahrhunderten als besonders effektives Heilmittel – auch wenn der Geruch nicht jedermanns Sache ist. Knoblauch lindert Fieber, da es das Schwitzen fördert und Giftstoffe somit schneller aus dem Körper ausgeschieden werden. Er wirkt zudem antibiotisch und entzündungshemmend und bietet sich dadurch als Mittel gegen Infektionen an. Eine Knoblauchzehe klein hacken, die Stücke für mehrere Minuten in heißem Wasser ziehen lassen und anschließend abzuseihen. Das Knoblauchwasser dann zweimal täglich langsam trinken.

Omas hilfreicher Pfefferminztee

Pfefferminztee kann ebenfalls helfen, Fieber zu senken. 1 Handvoll frische Minzeblätter mit 1 Liter kochendem Wasser aufgießen und 10 Minuten zugedeckt ziehen lassen. Abseihen und warm halten. Nach Belieben mit Honig süßen und mehrmals täglich trinken.

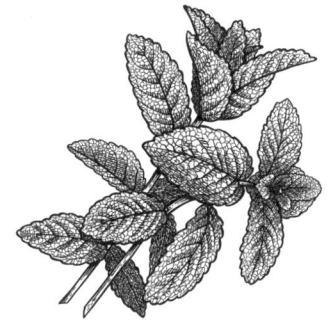

Hilfe aus Fernost: Ingwertee

Ingwer fördert die Durchblutung, wirkt antibakteriell und kann effektiv Fieber bekämpfen. 2 Teelöffel geriebenen Ingwer in 1 Liter heißes Wasser geben, 5–10 Minuten ziehen lassen. Abseihen und warm halten. Mit etwas Honig vermischen. Mehrmals täglich trinken.

Omas hilfreicher Fiebertee

Basilikum und Petersilie sind wahre Wundermittel, wenn es um Fieber geht. Je 1 Handvoll Basilikum und Petersilie mit 1 Liter kochendem Wasser überbrühen und 5–10 Minuten zugedeckt ziehen lassen. Abseihen und warm halten. Nach Belieben mit Ingwer und Honig würzen und mehrmals täglich trinken.

Omas hilfreiche Wadenwickel

Wadenwickel gehören zu den bewährtesten Hausmitteln gegen Fieber. Zwei Handtücher in lauwarmes Wasser tauchen und diese dann um die Waden wickeln. Darüber am besten ein trockenes Handtuch schlingen. 20 Minuten einwirken lassen, dann die Wadenwickel wieder abnehmen. Schon nach diesem kurzen Zeitraum kann das Fieber um bis zu 0,5 Grad Celsius fallen. Diese Prozedur kann man mehrmals am Tage wiederholen, sowohl bei Kindern als auch bei Erwachsenen.

Alternative: der Essigstrumpf

Der Essigstrumpf ist eine gute Alternative zur Wadenwickel. Zwei lange Baumwollstrümpfe in eine Essig-Wasser-Mischung aus einem Teil Apfelessig und fünf Teilen Wasser einlegen. Die Strümpfe anziehen und darüber noch trockene Socken ziehen. 1 Stunde im Liegen einwirken lassen, bei Kindern wird nur 20 Minuten. Im Bedarfsfall nach einer kurzen Wartezeit wiederholen.

Lauwarme Waschungen

Waschen mit einem Waschlappen hilft ebenfalls gegen Fieber. Dazu einen Waschlappen in lauwarmes Wasser tauchen und den Körper dann von außen nach innen und von oben nach unten abreiben. Für den Rücken braucht man einen Helfer. Anschließend in Handtücher einwickeln und für mindesten 30 Minuten ruhen.

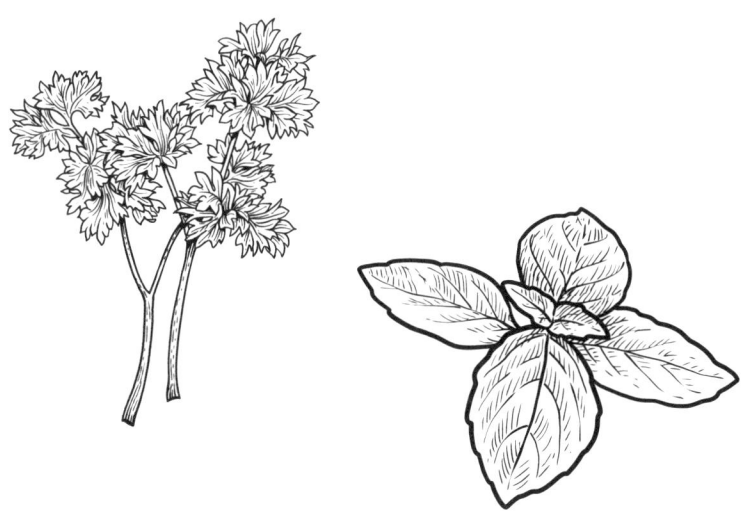

Omas hilfreiche Hausmittel gegen Kopfschmerzen

Kopfschmerzen können viele Ursachen haben, auch schwerwiegenede. Bei immer wiederkehrenden Kopfschmerzen sollte man die Ursache vom Arzt abklären lassen. Eine wichtige Ursache für Kopfschmerzen ist Stress – etwa zu viele Termine oder zu viel Ärger. Hier helfen Omas Hausmittel, die für Entspannung sorgen.

Mit Konzentration gegen Kopfschmerzen

Konzentration kann gegen stressbedingte Kopfschmerzen helfen. Einfach ganz bequem hinsetzen oder hinlegen und die Augen schließen. Nun konzentriert man sich nach und nach auf verschiedene Körperteile. Man beginnt mit den Füßen und sagt sich: »Meine Füße werden ganz warm ...«. Diesen Gedanken spielt man immer wieder und wieder durch und arbeitet sich so langsam über Beine, Becken, Rücken, Arme und Brust bis hin zum Kopf vor. Und tatsächlich: Früher oder später wird sich das Wärmegefühl einstellen und die Kopfschmerzen lassen nach.

Omas hilfreicher Ingwertee

Auch bei Kopfschmerzen kann eine Tasse Ingwertee helfen. ½ Teelöffel geriebenen Ingwer in eine Tasse mit heißem Wasser geben, 5–10 Minuten ziehen lassen. Abseihen, mit etwas Honig vermischen und trinken. Nach 15 Minuten sollten sich die Kopfschmerzen durch dieses Hausmittel bessern.

Mit Bewegung gegen Verspannungen

Kopfschmerzen können auch durch Verspannungen entstehen. Dann fühlt es sich an, als wäre der Kopf in einen Schraubstock gespannt. Nun sollte man sich bloß nicht hinlegen, denn Bettruhe ist zur Behandlung von Spannungskopfschmerzen kein geeignetes Hausmittel. Der Grund: Verspannungen im Nacken, die Ursache der Beschwerden sein können, verfestigen sich dadurch. Viel besser lindert die Kopfschmerzen Omas altes Hausmittel Bewegung. Das Tolle: Auch Stress lässt dabei nach. Das Motto lautet also »Raus an die frische Luft!«. Ein Spaziergang an der frischen Luft kann wahre Wunder wirken.

Omas hilfreiche Entspannungsbäder

Auch das Hausmittel Wärme kann gegen Kopfschmerzen helfen, etwa bei einem gemütlichen Entspannungsbad. Die Wärme lindert Verspannungen, und ein Vollbad ist außerdem gut für die Seele – zwei Faktoren, die bei Kopfschmerzen helfen können. Mit dem richtigen Badezusatz kann man die Wirkung zusätzlich steigern. So regen die ätherischen Öle von Rosmarin die Durchblutung an und sollen sogar Entzündungen hemmen. Heublumen hingegen entspannen die Muskeln und sind deshalb als Badezusatz in Kombination mit der Wärme bei einem verspannten Nacken ein bewährtes Hausmittel.

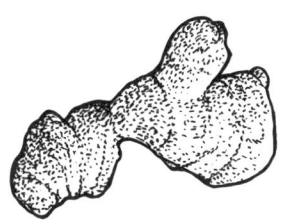

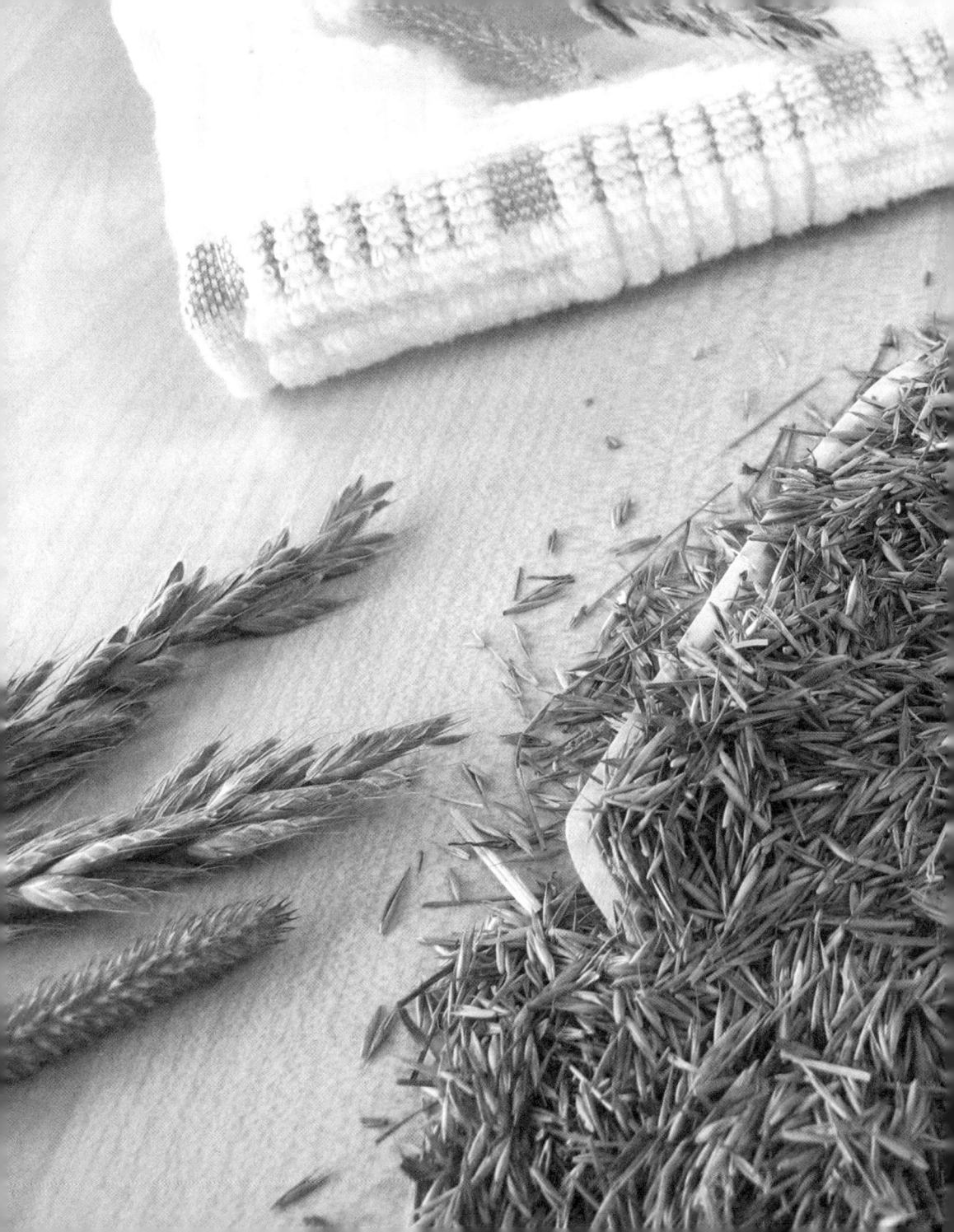

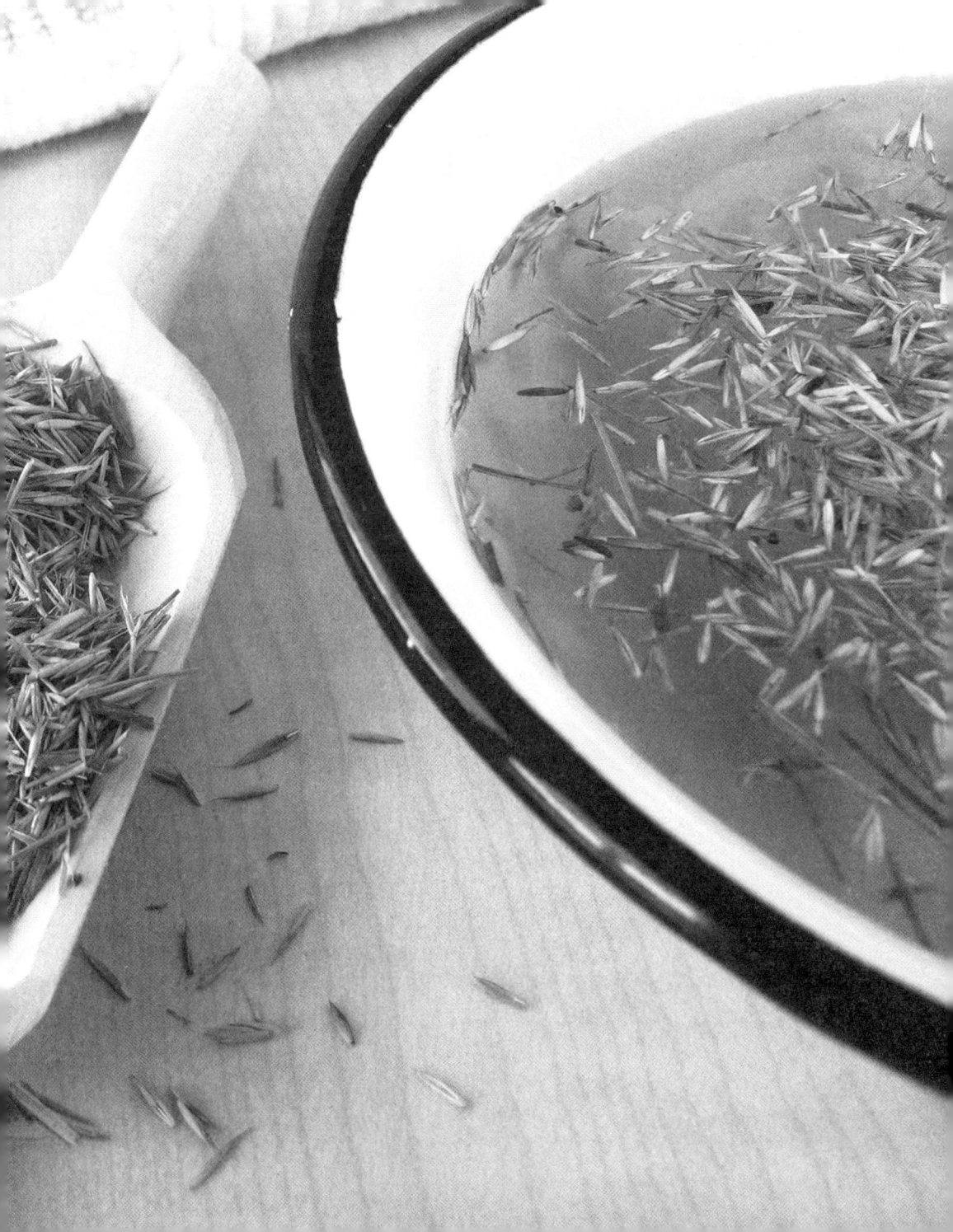

Omas hilfreiche Hausmittel bei Gehirnerschütterung

Wenn die Kopfschmerzen durch einen Unfall hervorgerufen wurden und der Arzt eine Gehirnerschütterung diagnostiziert hat, können Omas Hausmittel bei der Heilung unterstützend zum Einsatz kommen.

Ätherische Öle gegen Kopfschmerzen

Lavendel beruhigt und entspannt und kann Kopfschmerzen lösen. Ein Tuch mit Wasser befeuchten, ein paar Tropfen Lavendelöl darauf träufeln und das Tuch anschließend für eine halbe Stunde auf die Stirn legen. Pfefferminzöl wirkt bei Kopfschmerzen entkrampfend und belebend. Einfach die Schläfen mit ein paar Tropfen betupfen. Achtung: Den Kontakt mit Augen sowie Schleimhäuten unbedingt vermeiden, denn das Öl ist stark reizend.

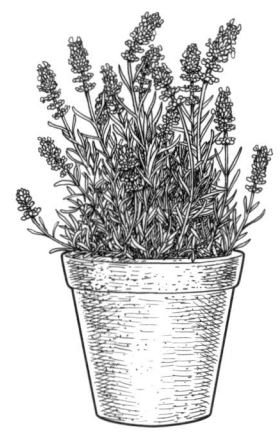

Omas hilfreiches Senfmehl-Fußbad

Ein heißes Fußbad mit Senfmehl fördert die Durchblutung und hat bei Kopfschmerzen eine schmerzstillende sowie krampflösende Wirkung. 2–4 Handvoll Senfmehl in 15 Liter warmes Wasser geben und die Füße darin baden, bis sich die Haut leicht rötet. Die Senfmehl-Reste gut abspülen und anschließend die Füße mit Wollsocken wärmen.

Mit Kräutern gegen Schmerzen und Übelkeit

Gegen die Folgen einer Gehirnerschütterung wirken auch zahlreiche Kräuter. So wirkt Arnika beispielsweise abschwellend und schmerzlindernd. Ingwer hilft als Tee gegen Schwindel und Übelkeit, ebenso wie eine Tasse warmer Pfefferminztee oder Kamillentee.

Omas hilfreiche Hausmittel gegen Augenbeschwerden

Auch bei einigen Augenbeschwerden helfen die Mittel aus Omas Hausapotheke, etwa gegen entzündete Augenlider, Gerstenkörner, müde Augen oder Fremdkörper im Auge.

Abhilfe bei entzündeten Augenlidern

Bei entzündeten Augenlidern kann man ein wenig Speisequark auf die geschlossenen Augen schmieren, dann kurz trocken lassen und mit etwas lauwarmem Wasser abwaschen. Oder man gießt Walnussblätter mit heißem Wasser auf, lässt sie kurz ziehen und abkühlen. Dann tränkt man ein Tuch mit dem Sud und legt dies für 10 Minuten auf die Augen.

Man kann auch einen Sud aus 1 Teelöffel geraspelter Eichenrinde herstellen, die man mit einer Tasse Wasser 3 Minuten lang aufkocht. Mit einer weiteren Tasse kaltem Wasser verdünnen und abseihen. Ein Tuch darin einweichen und mehrmals am Tag für ein paar Minuten auf die Augen legen.

Omas hilfreiches Hausmittel gegen Gerstenkörner

Gerstenkörner entstehen bei bakteriellen Infektionen des Auges. Man kann die Beschwerden mit einer Paste aus 25 g Butter, 25 g Leinöl und einem Eiweiß lindern. Vorsichtig auf das Auge auftragen.

Hilfe bei müden Augen

Vor allem die Arbeit am Bildschirm strengt die Augen sehr an. Deshalb sollte man regelmäßig eine kurze Pause machen und am besten in die Ferne schauen und dabei viel blinzeln. Unterstützend hilft ein Fencheltee. 1 TL Fenchel mit einer Tasse Wasser aufkochen, 10 Minuten ziehen und dann abkühlen lassen. Abseihen, ein Tuch damit anfeuchten und mehrmals täglich auf die Augen legen. Nach der gleichen Methode kann man auch einen Tee aus je 10 g Rosenblüten und Thymian und 1 Liter Wasser anwenden.

Alarm: Fremdkörper im Auge

Ein Fremdkörper im Auge gehört zu den unangenehmsten Situationen, die einen im Alltag so ereilen können. Die beste Abhilfe: Das Auge seitlich und immer von außen nach innen vorsichtig mit Wasser auswaschen. Unterstützend kann man kräftig an einer frisch aufgeschnittenen Zwiebel riechen, das steigert den Tränenfluss, sodass der Fremdkörper besser herausgespült werden kann.

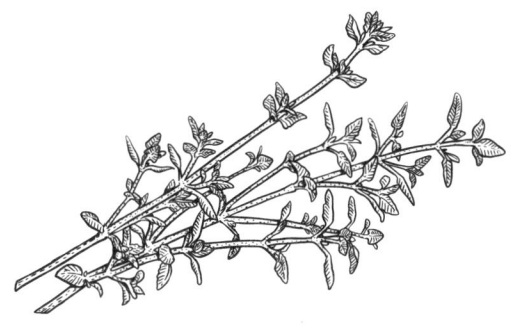

Omas hilfreiche Hausmittel bei Ohrenschmerzen

Ohrenschmerzen sind extrem unangenehm. Vor allem Kinder haben häufig eine fiebrige Mittelohrentzündung. Diese sollte immer fachärztlich untersucht und behandelt werden. Sofern ernste Erkrankungen ausgeschlossen wurden, können aber auch verschiedene Hausmittel wirkungsvoll gegen Ohrenschmerzen eingesetzt werden.

Die Selbstheilungskräfte des Körpers

Wenn Ohrenschmerzen von Erkältungssymptomen wie Kopfschmerzen oder leichtem Fieber begleitet werden, ist Ruhe und Schlaf die beste Medizin. Zudem sollte man möglichst viel trinken, vor allem bei Fieber.

Mit Wärme gegen die Schmerzen

Wärme lindert Ohrenschmerzen. Besonders hilfreich ist deshalb auch ein Kissen aus Kirschkernen, die man kurz im Backofen erwärmt und dann auf das schmerzende Ohr legt. Achtung: Die Kirschkerne nicht zu heiß machen, damit es nicht zu Verbrennungen kommt.

Omas hilfreiches Zwiebelsäckchen

Zwiebeln wirken antibakteriell und sind deshalb hilfreich gegen Entzündungen. Für ein Zwiebelsäckchen eine Zwiebel klein schneiden und ohne Zugabe von Öl leicht erhitzen. Die Stückchen anschließend in ein Geschirrhandtuch wickeln und leicht zusammen-

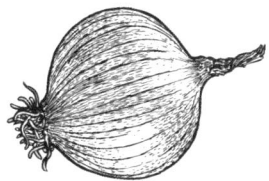

drücken, damit etwas Zwiebelsaft austritt. Das warme Säckchen auf das schmerzende Ohr legen, fixieren und 20–30 Minuten einwirken lassen. Die entstehende Wärme und die ätherischen Öle der Zwiebel lindern den Schmerz.

Omas hilfreicher Senfumschlag

Ein warmer Umschlag mit Senfmehl kann Ohrenschmerzen lindern, denn ähnlich wie Zwiebeln wirkt auch Senf antibakteriell. Etwas fein gemahlenes Senfmehl mit warmem Wasser zu einem Brei vermischen und auf ein Baumwolltuch streichen. Die Ränder einschlagen und die Senfpackung auf das Ohr drücken. Einmal täglich maximal 10 Minuten einwirken lassen, um die Haut nicht zu reizen.

Kamillendampfbad für die Ohren

Die ätherischen Öle der Kamille wirken auch an den Ohren schmerzlindernd und heilend. 2 Esslöffel Kamillenblüten in kochendes Wasser geben und zugedeckt 5 Minuten ziehen lassen. Die Ohrmuschel anschließend für einige Minuten über den Wasserdampf halten.

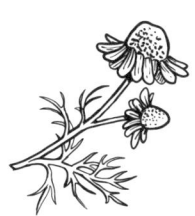

Omas hilfreiche Hausmittel gegen Zahnschmerzen

Die Ursachen von Zahnschmerzen kann man nicht selbst beheben, deshalb heißt es grundsätzlich: Ab zum Zahnarzt! Leider bekommt man aber die Zahnschmerzen oft zu den ungünstigsten Zeitpunkten. Dann muss man improvisieren und den Zahnschmerz so lange im Schach halten, bis die Praxen wieder geöffnet sind.

Mit Gewürznelken gegen Zahnschmerzen

Die Gewürznelke war bereits Omas Hausmittel Nr. 1 gegen Zahnschmerzen, vor allem bei einem starken punktuellen Schmerz. Man beißt mit dem schmerzenden Zahn auf die Gewürznelke und setzt damit den schmerzstillenden Stoff Eugenol frei.

Mit Knoblauch gegen Zahnschmerzen

Die ätherischen Substanzen des Knoblauchs wirken schmerzlindernd und entzündungshemmend. Eine Zehe halbieren und auf den schmerzenden Zahn oder die schmerzende Stelle des Zahnfleischs drücken. Der austretende Saft braucht einige Minuten, bis er wirkt. Dafür nimmt man dann auch den für viele so unangenehmen Geruch des Lauchgewächses in Kauf.

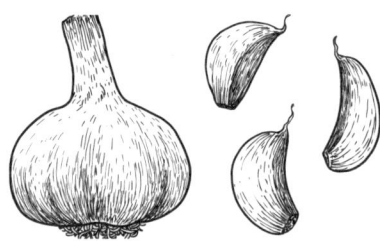

Mit Zwiebeln gegen Zahnschmerzen

Auch die Zwiebel ist ein wirksames Mittel gegen Zahnschmerzen aus Omas Hausapotheke. Die ätherischen Öle in der Knolle können Entzündungen erfolgreich bekämpfen. Die Zwiebel in kleine Stücke schneiden, in ein Papiertuch einschlagen und von außen auf die schmerzende Stelle drücken.

Mit Eis gegen Zahnschmerzen

Wenn eine Entzündung die Ursache für die Zahnschmerzen ist, kann auch ein Eiswürfel helfen. Die niedrigen Temperaturen drosseln den Blutfluss und sorgen so für Schmerzlinderung. Das Eis in ein Küchentuch einwickeln und von außen auf die schmerzende Stelle drücken.

Mit Tee gegen Zahnschmerzen

Auch Tees aus Salbeitee, Pfefferminze, Baldrian, Kamille oder Johanniskraut können gegen Zahnschmerzen helfen. 1 Esslöffel des jeweiligen Krauts mit kochendem Wasser frisch aufgießen, 10 Minuten zugedeckt ziehen lassen, abseihen und abkühlen lassen. Dann den schmerzenden Zahn mehrmals damit umspülen.

Hilfe bei Verdauungs- beschwerden

Ob Übelkeit, Erbrechen, Völlegefühl, Blähungen oder Durchfall – Verdauungsbeschwerden gehören zu den häufigsten Gründen für Unwohlsein überhaupt. Wenn ihnen keine schwerere Krankheit zugrunde liegt, kann man sie oft sehr gut mit den Mitteln aus Omas Hausapotheke bekämpfen und lindern.

Hilfe bei Übelkeit und Erbrechen

Übelkeit und Erbrechen können durch zahlreiche Ursachen ausgelöst werden. Dahinter können Viren stehen, Unverträglichkeiten von bestimmten Nahrungsmitteln, zu viel Essen oder zu viel Alkohol. Bei besonders empfindlichen Menschen reicht manchmal schon ein unangenehmer Geruch. Bei Unverträglichkeiten oder Übermaß an Speisen und Getränken reicht es meist schon, diese zu vermeiden, damit die Übelkeit erst gar nicht entsteht. Ist es aber einmal doch so weit gekommen, können einige Mittel aus Omas Hausapotheke helfen.

Sitzposition, Konzentration und frische Luft

Oft hilft es bei leichter Übelkeit schon, sich aufrecht hinzusetzen, vor allem kurz nach den Mahlzeiten, denn im Liegen kann leichter Magensäure aufsteigen und Übelkeit verursachen. Eine gekrümmte Haltung quetscht den Magen außerdem unangenehm zusammen. Gleichzeitig sollte man sich auf seine Atmung konzentrieren und sich dabei entspannen. Dabei hilft vor allem frische Luft.

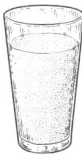

Trinken gegen die Übelkeit

Bei Übelkeit sollte man sich zwingen, etwas zu trinken, auch wenn es schwerfällt. Vor allem bei Erbrechen besteht nämlich die akute Gefahr einer Dehydrierung – insbesondere nach zu viel Alkoholkonsum. Man sollte also den ganzen Tag über viel Kräutertee oder Wasser trinken. Dabei sollte man aber unbedingt auf Kohlensäure verzichten. Alte Hausrezepte, die sprudelndes Mineralwasser oder sogar Cola empfehlen, sind Märchen.

Omas hilfreicher Kamillentee

Kamillentee ist ein bewährtes Hausmittel gegen Übelkeit. 4 Esslöffel getrocknete Kamillenblüten mit 1 Liter kochendem Wasser aufbrühen, 10 Minuten ziehen lassen und abseihen. Mehrmals täglich trinken.

Ingwertee gegen Übelkeit

Ingwer gehört zu den wirksamsten Hausmitteln gegen Übelkeit. Man kann ihn frisch essen oder als Tee zu sich nehmen. Dazu eine Tasse kochendes Wasser über ein Stück geschälte, frische Ingwerwurzel gießen. Mindestens 5 Minuten lang ziehen lassen, abseihen und trinken.

Omas hilfreicher Pfefferminztee

Auch die Pfefferminze gehört zu den wirksamen Übelkeits-Killern. Für einen Tee 1 Handvoll frische Minzeblätter mit 1 Liter kochendem Wasser aufgießen und 10 Minuten zugedeckt ziehen lassen. Abseihen und warm halten. Mehrmals täglich trinken.

Hilfe bei Bauchschmerzen

Die Gründe für Bauchschmerzen können sehr vielfältig sein, und auch wenn Bauchschmerzen sich meist als harmlos herausstellen, sind sie doch sehr unangenehm bis quälend. Zum Glück gibt es gegen Bauchschmerzen in Omas Hausapotheke einige wirksame Mittel.

Auch hier: Pfefferminztee

Auch bei Bauchschmerzen gehört die Pfefferminze wegen ihrer beruhigenden, krampflösenden und schmerzstillenden Eigenschaften zu den wirksamen Hausmitteln. Für einen Tee 1 Handvoll frische Minzeblätter mit 1 Liter kochendem Wasser aufgießen und 10 Minuten zugedeckt ziehen lassen. Abseihen und warm halten. Mehrmals täglich trinken.

Immer wieder Kamillentee

Wie bei Übelkeit wirkt reizlindernder und entkrampfender Kamillentee mit seinen ätherischen Ölen auch besonders gut gegen Bauchschmerzen. 4 Esslöffel getrocknete Kamillenblüten mit 1 Liter kochendem Wasser aufbrühen, 10 Minuten ziehen lassen und abseihen. Mehrmals täglich trinken.

Geheimwaffe Ingwer

Die ätherischen Öle des Ingwers regen die Verdauung an und helfen dadurch sehr gut gegen Bauchschmerzen. Ein paar Scheiben frischen Ingwer mit heißem Wasser übergießen, 10 Minuten ziehen lassen, abseihen und drei- bis viermal am Tag trinken.

Omas hilfreicher Fenchelsamentee

Fenchelsamen wirken durch die in ihnen enthaltenen ätherischen Öle krampflösend und antibakteriell – ideal bei Bauchschmerzen! 1 Teelöffel Samen zerstoßen und mit 0,5 Liter kochendem Wasser aufgießen. 10 Minuten zugedeckt ziehen lassen, abfiltern, warm halten und mehrmals täglich trinken.

Omas hilfreicher Dilltee

Dill ist nicht nur ein Gewürz, sondern wegen seiner ätherischen Öle auch ein beruhigendes und entkrampfendes Heilkraut für Magen und Darm. 2 Esslöffel getrocknetes Dillkraut mit 1 Liter kochendem Wasser aufgießen, 10 Minuten zugedeckt ziehen lassen, filtern, warm halten und mehrmals täglich trinken.

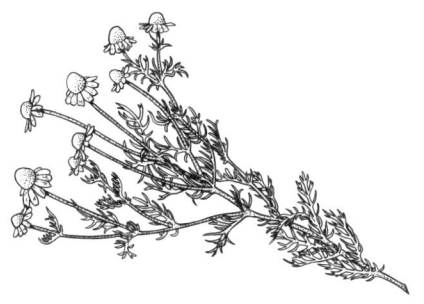

Hilfe bei Völlegefühl und Verstopfung

Nicht nur an Festtagen kann es nach einer üppigen Mahlzeit schnell zu Völlegefühl kommen. Man fühlt sich regelrecht verstopft. In Omas Hausapotheke finden sich einige hilfreiche Hausmittel, die helfen, die Verdauung in Schwung zu bringen und die »Steine im Bauch« zu beseitigen.

Die richtige Ernährung

Wenn man zu Völlegefühl und Verstopfung neigt, sollte man fettige Lebensmittel meiden und viele Ballaststoffe zu sich nehmen, etwa in Form von Vollkornbrot, Kartoffeln, Reis, Vollkornnudeln, Salat, Gemüse und Obst.

Getränke gegen Völlegefühl und Verstopfung

Auch bei Völlegefühl und Verstopfung gilt: Immer genug trinken! 2–3 Liter Wasser am Tag ist die ideale Trinkmenge, um den Beschwerden vorzubeugen. Bei akuten Beschwerden hilt auch oft eine Tasse Kaffee, denn das enthaltene Koffein wirkt stimulierend auf die Darmbewegungen. Dasselbe gilt auch für Alkohol – der Grund, warum man nach einem opulenten Mahl oft einen Verdauungsschnaps trinkt.

Mit Bewegung gegen Völlegefühl und Verstopfung

Als Hausmittel gegen Völlegefühl und Verstopfung ist schon seit Omas Zeiten eine ausreichende Bewegung bekannt. Nicht umsonst ist diese Bewegung nach den Mahlzeiten als »Verdauungsspaziergang« sprichwörtlich geworden.

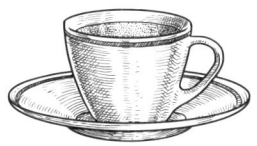

Omas hilfreiche Tees gegen Völlegefühl und Verstopfung

Wie bei Bauchschmerzen gehört auch bei Völlegefühl und Verstopfung Fenchel- oder Kamillentee zum Standard-Repertoire aus Omas hilfreicher Hausapotheke. Die Rezepte finden Sie oben im entsprechenden Kapitel. Darüber hinaus helfen auch Fenchelsamen sehr gut. Die Anwendung ist denkbar simpel, denn die Samen werden einfach zwischen den Zähnen zermahlen.

Mit Ölen gegen Völlegefühl und Verstopfung

Ein Esslöffel hochwertiges Olivenöl, Leinöl oder Rizinusöl vor oder nach dem Essen macht die Darmschleimhaut gleitfähiger und erleichtert die Verdauung.

Mit Wärme gegen Völlegefühl und Verstopfung

Bei Bauchkrämpfen eignet sich eine Behandlung mit Wärme, denn diese fördert die Durchblutung und regt die Darmtätigkeit an. Dazu einfach eine Wärmflasche auf den Bauch legen und entspannen.

Massagen gegen Völlegefühl und Verstopfung

Eine sanfte Bauchmassage regt Nervenverbindungen im Darm an und stimuliert so die natürliche Darmbewegung. Den Bauch mit kreisenden Bewegungen im Uhrzeigersinn massieren und dabei tief in den Bauch atmen.

Mit Trockenfrüchten gegen Völlegefühl und Verstopfung

Trockenfrüchte wie getrocknete Pflaumen oder Aprikosen stecken voller Ballaststoffe und wirken entwässernd. Zudem enthalten sie Substanzen, die im Darm aktiv werden und die Verdauung ankurbeln. Deshalb sind sie ein hilfreiches Mittel aus Omas Hausapotheke bei Völlegefühl und Verstopfung. Allerdings sollte man sich langsam herantasten, denn bei Überdosierung kann die Verstopfung sonst leicht in Durchfall umschlagen.

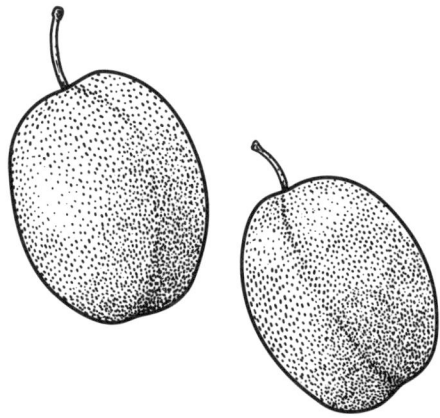

Hilfe bei Blähungen

Auch wenn sie völlig normal sind, gehören Blähungen doch zu den unangenehmsten und peinlichsten Unpässlichkeiten, da sie im Hinblick auf die Umwelt mit höchst unerwünschten Begleiterscheinungen verbunden sind. Wenn sie überhand nehmen, sollte man vom Arzt abklären lassen, ob Unverträglichkeiten gegen bestimmte Lebensmittel bestehen und diese dann gegebenenfalls meiden. Für alle »normalen« Blähungen gibt es in Omas Hausapotheke einige hilfreiche Mittel.

Vorbeugung gegen Blähungen

Man kann schon bei der Auswahl von Lebensmitteln Blähungen vorbeugen. Lebensmittel, die bekanntermaßen »Winde« erzeugen, sind Alkohol, Sahne, Käse, Zitrusfrüchte, alle Hülsenfrüchte wie Erbsen, Bohnen, Linsen usw., alle Kohlsorten, Zwiebeln, Knoblauch, Lauch, Rettich, Räucherfisch, Ente, Gans und hart gekochte Eier. Sehr gut bekömmlich sind hingegen Kartoffeln, Vollkornbrot, Artischocken, Karotten, Tomaten, Äpfel, Birnen und Bananen.

Omas hilfreiche Kräutertees

Besonders wohltuende Krätertees gegen Blähungen enthalten Anis, Schafgarbe, Thymian oder Pfefferminze. Man kann die Kräuter frei miteinander kombinieren. 4 Esslöffel Kräutermischung mit 1 Liter kochendem Wasser aufbrühen, 10 Minuten zugedeckt ziehen lassen, abseihen und warm halten. Mehrmals am Tag eine Tasse Kräutertee trinken

Omas hilfreiche Kräutersamen

Bei Blähungen helfen nicht nur Kräutertees, sondern auch die Samen einiger Kräuter. Vor allem Fenchel, Dill und Kümmel sind wegen ihrer ätherischen Öle sehr wirksam. Und die Anwendung ist kinderleicht. Die Samen werden einfach zwischen den Zähnen zerkaut und dann verschluckt.

Hilfe durch Ingwer und Galgant

Ingwer ist ein »Tausendsassa« unter den Heilkräutern und hilft nicht nur bei Erkältungsbeschwerden und Bauschmerzen, sondern auch bei Blähungen. Seine Inhaltsstoffe entspannen die Darmmuskulatur und die übermäßige Produktion von Darmgasen lässt nach. Schnelle Hilfe liefert ein frisches Stück der Wurzel, das Sie einige Minuten lang kauen. Wem roher Ingwer zu scharf ist, kann einen Tee aus frischer Ingwerwurzel zubereiten. Dazu 1 Teelöffel geriebenen Ingwer mit 1 Liter kochendem Wasser aufgießen, 10 Minuten zugedeckt ziehen lassen, abseihen und warm halten. Mehrmals täglich davon trinken. Als Alternative kann man auch Galgant nehmen, der denselben beruhigenden Effekt auf den Magen-Darm-Trakt hat. Die Verwendung erfolgt wie bei Ingwer.

Hilfe durch Apfelessig

Bei anhaltenden Blähungen oder Druck im Magen-Darm-Trakt durch übermäßige Darmgase hilft Apfelessig, denn durch seine antibakterielle Wirkung werden Fäulnisbakterien im Darm eingedämmt. Zugleich regt der Apfelessig die Produktion von Magensaft an und unterstützt damit eine gesunde Verdauung. Einfach 2 Teelöffel naturtrüben Apfelessig mit lauwarmem Wasser mischen und das Getränk nach Belieben mit einem Teelöffel Honig süßen. Vorbeugend kann man die Apfelessig-Mischung 5–10 Minuten vor dem Essen einnehmen.

Hilfe bei Durchfall

Durchfall gehört zu den gefährlichsten Verdauungsbeschwerden, da der Körper viel Wasser verliert, sodass vor allem Kinder und ältere Menschen relativ schnell dehydrieren können. Anhaltender Durchfall muss auf jeden Fall vom Arzt untersucht werden. Ansonsten hält Omas Hausapotheke einige hilfreiche Mittel bereit.

Trinken, trinken und nochmals trinken!

Um den normalen Flüssigkeitshaushalt wiederherzustellen, eignen sich Mineralwasser ohne Kohlensäure und Tees. Am besten gibt man zu jeder Tasse Tee ½ Teelöffel Honig und eine Prise Salz. Besonders gut eignen sich Pfefferminztee, Fencheltee, Kamillentee und Schwarzer Tee (letzterer nicht für Kinder!). Die Kräutertees 10 Minuten lang zugedeckt ziehen lassen, den Schwarzen Tee 5 Minuten. Mindestens 2–3 Liter täglich trinken.

Mit Zwieback gegen Durchfall

Zwieback ist Omas Klassiker bei Durchfall. Durch seine leicht verdauliche Stärke stopft er sehr gut. Außerdem ist Zwieback selbst bei Übelkeit noch bekömmlich und enthält kaum Fett.

Geriebener Apfel gegen Durchfall

Die Schalen von Äpfeln enthalten Pektine, pflanzliche Geliermittel, die im Darm überschüssiges Wasser binden und den Stuhl dadurch eindicken. Deshalb sind geriebene Äpfel ein gutes Hausmittel gegen Durchfall. Seine Wirksamkeit entfaltet das Pektin am besten, wenn man den mitsamt der Schale fein geriebenen Apfel vor der Einnahme 15 Minuten ruhen lässt. Dreimal am Tag einen geriebenen Apfel verabreichen.

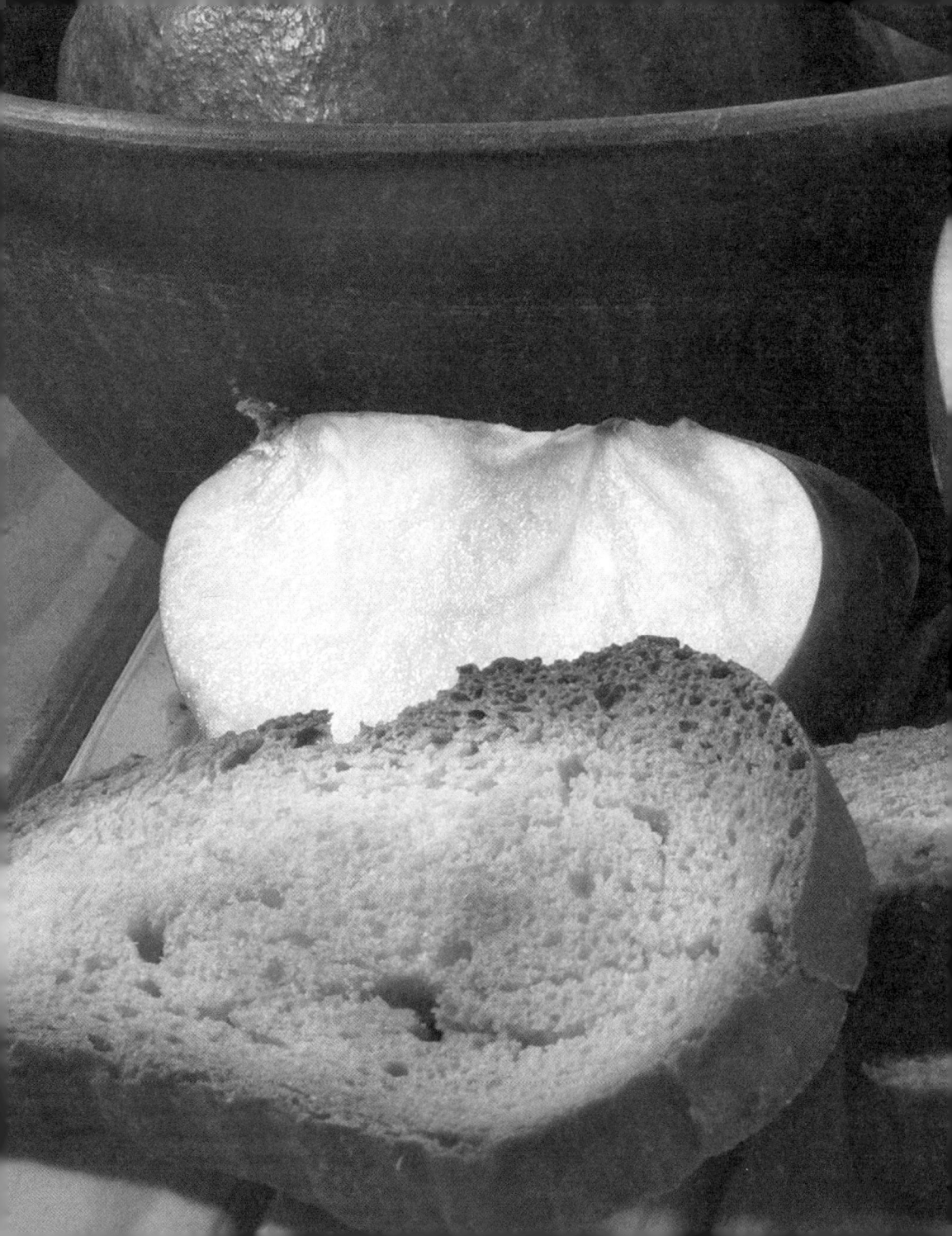

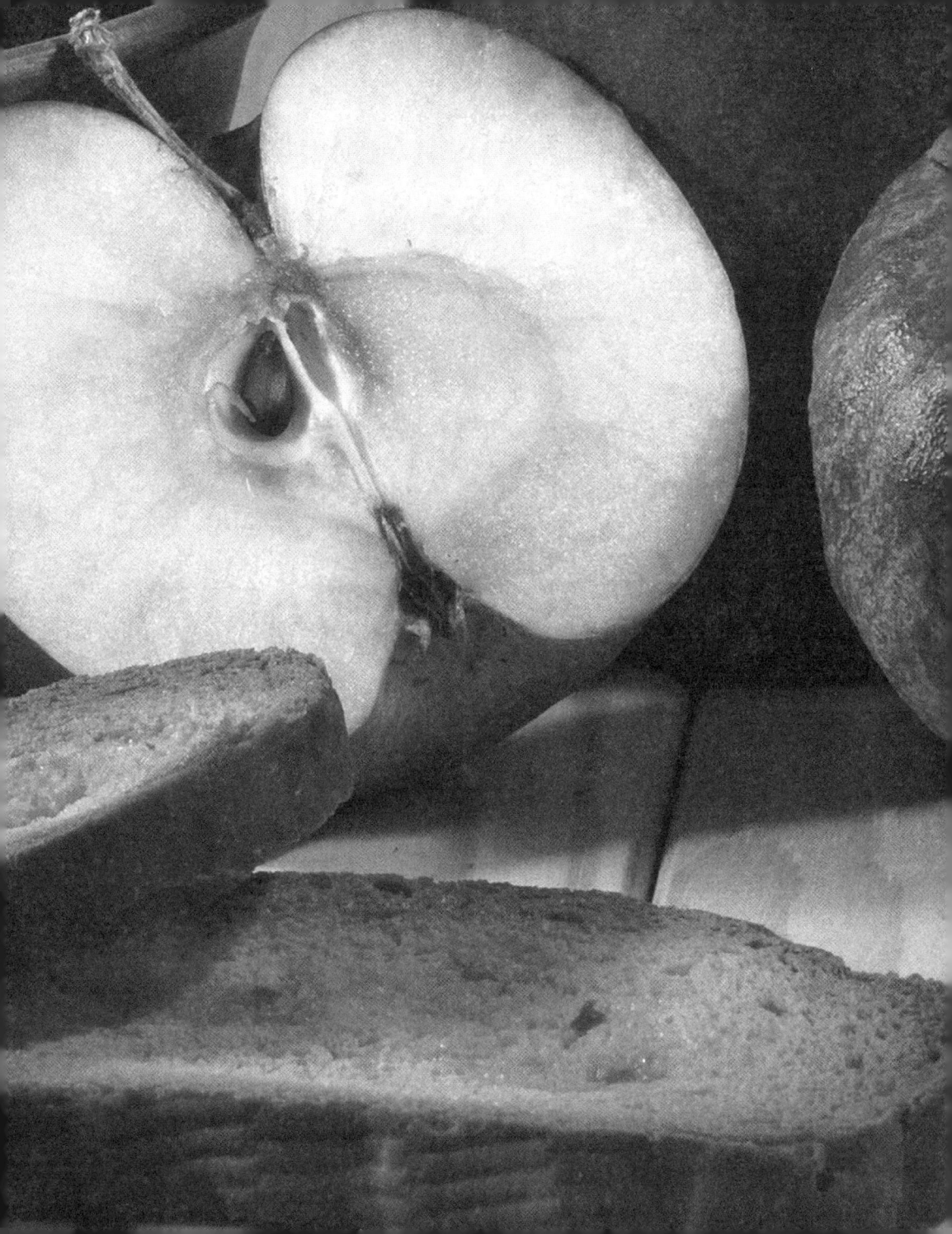

Gesunde Bananen gegen Durchfall

Wie Äpfel enthalten auch Bananen viel Pektin. Außerdem haben sie eine stopfende Wirkung und enthalten viele Vitamine. Zudem gleichen sie den Kaliumverlust bei Durchfall aus. Einfach 1–2 Bananen zerdrücken und nach und nach aufessen.

Omas hilfreiche Karottensuppe

Auch Karotten besitzen einen hohen Pektingehalt und können dadurch den Durchfall stoppen. 500 g Karotten 1 Stunde lang in 1 Liter Wasser kochen, abgießen und pürieren. Den Brei mit Gemüsebrühe auf 1 Liter auffüllen. Über den Tag verteilt essen.

Schonende Kost bei Durchfall

Zum Aufpäppeln bei Durchfall empfiehlt Omas hilfreiche Hausapotheke Gemüsebrühe oder eine Haferschleimsuppe auf der Basis einer Gemüsebrühe.

Für eine Gemüsebrühe einfach 1–2 kg klein geschnittenes Suppengemüse (Karotten, Knollensellerie, Lauch, Zwiebeln, Petersilienwurzel, Petersilie, nach Belieben Knoblauch) in einem großen Topf mit Wasser bedecken. 2–3 Lorbeerblätter, 10–15 schwarze Pfefferkörner, 3–5 Wacholderbeeren und 2–3 Gewürznelken hinzugeben. Aufkochen und danach 2–3 Stunden köcheln lassen. Die Brühe abseihen, das Gemüse und die Gewürze entfernen. Als klare Gemüsebrühe mit oder ohne Suppennudeln servieren.

Für einen Teller Haferschleimsuppe einfach 0,25 Liter der Brühe mit 2 Esslöffeln Haferflocken aufkochen und möglichst warm verzehren.

Hilfe bei Frauenleiden

Einmal im Monat werden viele Frauen von schmerzhaften Unterleibskrämpfen gequält, gegen die Omas Hausapotheke einige wirksame Mittel bereithält.

Mit Wärme gegen Monatsschmerzen

Wärme ist das Hausmittel Nr. 1 gegen Menstruationsbeschwerden. Einfach eine Wärmflasche auffüllen und auf den Bauch oder den unteren Rücken legen – etwas Besseres gibt es nicht. Alternativ dazu kann man auch Kirschkerne im Backofen erwärmen und mit einem Tuch daraus ein Kissen falten – das wirkt genauso gut. Krampflindernd wirkt auch ein Thymiankissen. Einfach einen kleinen Stoffbeutel mit getrocknetem Thymian füllen und auf den unteren Bauch legen.

Entspannung in der Badewanne

Entspannung und Linderung der Krämpfe und Schmerzen findet die geplagte Frau in der Badewanne. Die Wirkung kann noch durch den Zusatz einiger Tropfen von ätherischem Lavendelöl oder Johanniskrautöl verstärkt werden.

Massage mit Ingweröl

Eine Massage mit frischem Ingweröl wirkt bei Krämpfen Wunder. Frischen Ingwer grob reiben, mit der Knoblauchpresse auspressen und den Ingwersaft im Verhältnis 1:5 mit Sesamöl mischen. Den Bauch sanft kreisend mit diesem Ingweröl massieren.

Omas hilfreiche Kräutertees

Zahlreiche Kräutertees helfen bei Regelbeschwerden, wie etwa Frauenmantel, Schafgarbe, Mistel, Wegwarte, Thymian, Hirtentäschel und Johanniskraut. 1 Esslöffel des jeweiligen Krauts mit einer Tasse kochendem Wasser aufgießen, 10 Minuten zugedeckt ziehen lassen, abseihen und trinken. Auch Ingwertee ist sehr hilfreich.

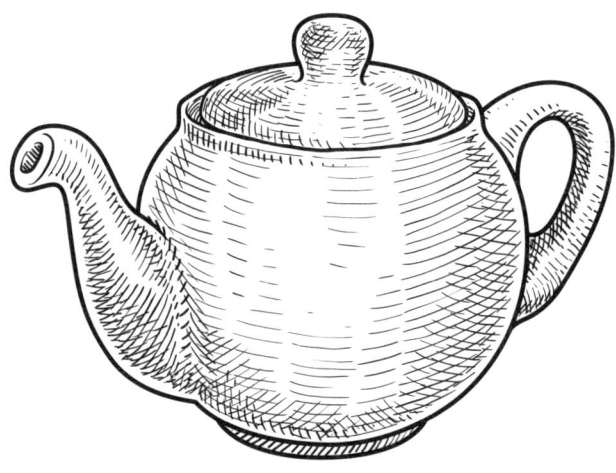

Hilfe bei Blutergüssen

Blutergüsse – auch Hämatome genannt – können sich nach Verletzungen bilden, wenn Blut aus beschädigten Blutgefäßen in das umgebende Gewebe einsickert. Blutergüsse sind immer mit mehr oder weniger starken Schmerzen verbunden. Während das Blut vom Körper abgebaut wird, verfärbt sich der Erguss. Die Haut erscheint zuerst blau, dann lila, grünlich und später gelb.

Erste Hilfe: Kühlen

Bei einem akuten Bluterguss sollte man die betroffene Stelle sofort kühlen, um größere Schwellungen zu verhindern. Die Kälte betäubt zugleich den Schmerz. Das Eis oder das Kühlkissen nicht direkt auf die Haut legen, sondern in ein Handtuch oder Küchentuch einwickeln.

Omas hilfreiche Hausmittel gegen Blutergüsse

Sehr hilfreich gegen Hämatome ist ein Umschlag mit kaltem Quark, denn er hat eine abschwellende und schmerzlindernde Wirkung. Dazu normalen Speisequark direkt auf die Haut auftragen und ihn so lange darauf lassen, bis er warm wird. Den Umschlag am besten entfernen, bevor der Quark krümelt. Alternativ kann man die vom Bluterguss betroffene Stelle auch mit Umschlägen aus Essig kühlen. Einfach ein Tuch mit Essig anfeuchten und um die Verletzung wickeln. Danach am besten eine Arnikasalbe auftragen, dann heilt der Bluterguss schneller ab.

Hilfe bei Rückenschmerzen

Rückenschmerzen gelten als Volkskrankheit Nr. 1. Vom Arzt angeordnete medizinische Behandlungen können optimal durch Omas hilfreiche Hausmittel unterstützt werden. Mit ihnen lassen sich leichte Rückenschmerzen rasch lindern.

Warme Bäder und Duschen gegen Rückenschmerzen

Wärme ist bei Rückenschmerzen optimal, denn sie lockert und entspannt die Muskeln. Wohltuende Bäder mit muskelentspannenden Zusätzen sind sehr gut geeignet. Salz eignet sich dazu besonders gut. Und so geht es: 3 kg Kochsalz zunächst in heißem Wasser auflösen und dann das restliche Badewasser dazugeben. Auch ein Bad mit Thymianöl ist ein altbekanntes Hausmittel gegen Rückenschmerzen. Wenn man keine Badewanne hat, kann auch eine schön warme Dusche dabei helfen, verspannte Muskeln zu lockern. Mit dem festen Duschstrahl kann man außerdem verspannte Rückenmuskeln leicht massieren.

Gezielte Hilfe für die Schmerzpunkte

Besonders hartnäckig schmerzende Stellen kann man gezielt wärmen. Dazu eignet sich die klassische Wärmflasche mit warmem Wasser oder ein Kirschkernkissen. Einfach die Kirschkerne im Backofen auf die gewünschte Temperatur erhitzen, in einen kleinen Stoffbeutel geben und auf die schmerzende Stelle legen.

Omas hilfreiche Kartoffelwickel

Kartoffelwickel zählen zu den klassischen Hausmitteln aus Omas Apotheke. Hierfür die Kartoffeln kochen, zerstampfen und in ein Geschirrtuch einwickeln. Dann ein zweites Geschirr- oder Handtuch um den Wickel legen. Die Temperatur des Wickels an der Handinnenfläche testen, bevor man diesen auf die schmerzende Stelle legt, um Verbrennungen zu vermeiden. Die gleichmäßig abgegebene Wärme der Kartoffeln lindert die Rückenschmerzen.

Kräuteröle gegen Rückenschmerzen

Verschiedene Kräuteröle entspannen und entkrampfen die Rückenmuskulatur. Vor allem Kampferöl, Lavendelöl, Pfefferminzöl und Arnikaextrakt können gegen Rückenschmerzen helfen. Sie sollten vor dem Schlafengehen auf dem Rücken verrieben werden.

Klassische Massagen gegen Rückenschmerzen

Massagen gegen Rückenschmerzen werden in der Regel vom Arzt verordnet und von einem professionellen Physiotherapeuten durchgeführt. Doch zwischendurch darf auch gerne der Partner zu Hause Hand anlegen. Massagen lockern die Muskeln und dienen der Entspannung. Damit die Massage allerdings die Beschwerden nicht noch verschlimmert, sollten die Bewegungen nicht zu fest ausgeführt werden und sich stets angenehm anfühlen. Mit drückenden und knetenden Griffen bearbeitet man die Muskeln, aber nie direkt die Wirbelsäule. Durch Johanniskrautöl wird die schmerzstillende Wirkung der Massage moch verstärkt.

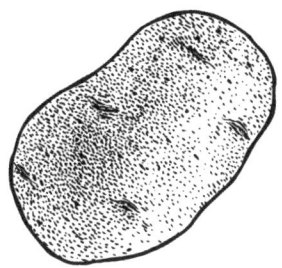

Hilfe bei Gelenkschmerzen

Die Gelenke gehören zu den am höchsten beanspruchten Stellen des menschlichen Skeletts. Wenn sie zwicken, knacken oder schmerzen, beeinträchtigt das den Alltag meist stark. Für die Unterstützung der ärztlichen Verordnungen hält Omas hilfreiche Hausapotheke zahlreiche Gegenmittel bereit.

Omas hilfreiche Senfkompressen

Bei akuten Schmerzen helfen Senfkompressen. Dazu 4 Esslöffel Senfmehl mit etwas Wasser zu einem Brei verrühren, auf ein Tuch streichen und auf das schmerzende Gelenk legen. Die Senfkompresse beim ersten Mal 3 Minuten auf dem Gelenk lassen. Bei jeder weiteren Anwendung die Zeit um je 1 Minute verlängern, bis man bei 10 Minuten angelangt ist. Senfkompressen nicht länger als 5 Tage in Folge anwenden.

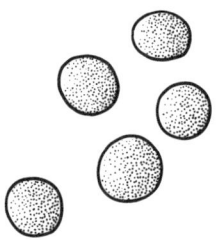

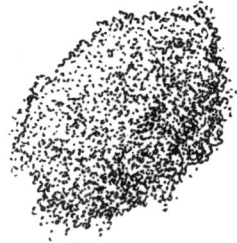

Mit Muskatnuss gegen Gelenkschmerzen

Geriebene Muskatnuss ist nicht nur ein äußerst schmackhaftes Gewürz, sondern auch ein hilfreiches Hausmittel bei schmerzenden Gelenken. Das Muskatmehl einfach mit einer neutralen Körperlotion vermischen und die schmerzenden Stellen damit einreiben. Bei Bedarf die Anwendung bis zu dreimal täglich wiederholen.

Omas hilfreiche Wickel

Man kennt es aus der Küche von der Zubereitung von Kohlrouladen, aber es wirkt auch effektiv gegen Gelenkschmerzen. Für Wirsingwickel wickelt man die Blätter eines Wirsingkohls für einige Stunden oder über Nacht um das schmerzende Gelenk. Auch Quarkwickel können helfen. Magerquark einen Zentimeter dick auf ein Tuch auftragen und auf die betroffene Stelle legen. Nach 15 Minuten den Wickel wieder entfernen. Die Anwendung kann bei Bedarf täglich wiederholt werden, jedoch nicht auf offenen Stellen.

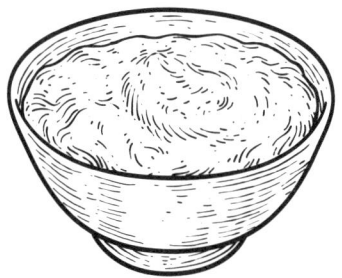

Hilfe bei Fußpilz

Eine kaum auszurottende Erkrankung ist der Fußpilz. Man kann ihm durch Hygiene, nicht zu enge Schuhe oder trockene Wollsocken vorbeugen, aber trotzdem kann man sich schnell anstecken, etwa im Schwimmbad. Omas hilfreiche Hausapotheke hält allerdings einige wirksame Mittel gegen den lästigen Fußpilz bereit.

Mit Knoblauch gegen Fußpilz

Vom Geruch her sicher nicht jedermanns Sache, aber wer seine Füße täglich mit einer halben Knoblauchzehe einreibt, kann sich die antimikrobielle Wirkung des im Knoblauch enthaltenen Allicins zunutze machen. Auch Zwiebelsaft wird traditionell bei Fußpilz eingesetzt.

Trockene Füße durch Backpulver

Gegen Fußpilz empfiehlt Omas Hausapotheke reines Backpulver, beispielsweise Natriumhydrogencarbonat (Natron) ohne Zusätze. Mehrmals täglich auf die Füße und zwischen die Zehen gestreut oder als Paste aufgetragen, hält es den Fuß trocken und entzieht so dem Pilz die benötigte Feuchtigkeit.

Salzbäder gegen Juckreiz und Entzündung

Für ein tägliches Salzbad gegen Fußpilz gibt man 5 Esslöffel Kochsalz in 1 Liter warmes Wasser und badet die Füße 10–20 Minuten darin. Danach müssen die Füße gut an der Luft trocknen, sodass das Salz auf der Haut zurückbleibt. Salzbäder stillen den Juckreiz, hemmen Entzündungen und reduzieren die Keime.

Omas hilfreiche Hausmittel gegen die Keime

Zahlreiche Substanzen haben eine antimikrobielle Wirkung, sie reduzieren Mikroorganismen und töten sie ab. Man kann sie mit einem Wattebausch auf die betroffenen Stellen auftupfen oder ein paar Esslöffel oder Spritzer zu einem Fußbad dazugeben. Dies sind vor allem Zitronensaft, Apfelessig, Olivenöl und ätherische Öle wie Lavendel- und Salbeiöl.

Allzweckwaffe Honig

Honig schmeckt nicht nur gut, sondern enthält auch Eiweiße, Vitamine, Mineralstoffe, Polyphenole und Enzyme. Wenn man vom Fußpilz befallene Hautstellen regelmäßig mit Honig einpinselt, bringt er durch seine entzündungshemmende und heilungsfördernde Wirkung Besserung.

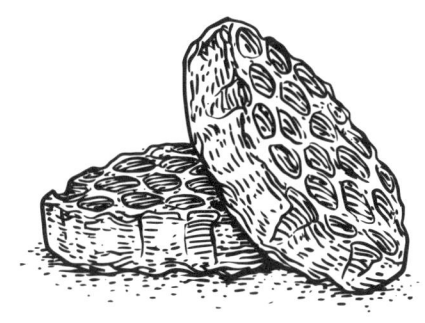

Hilfe bei Niedergeschlagenheit

Depressionen nehmen den Betroffenen die Lebensfreude, sorgen für Müdigkeit, Vergesslichkeit und Antriebslosigkeit. Schuld ist häufig ein zu geringer Serotoningehalt im Körper. Schwere Depressionen sind ein Fall für den Arzt. Bei leichten Depressionen oder Niedergeschlagenheit kann auch ein Hausmittel aus Omas Apotheke helfen.

Omas hilfreicher Johanniskrauttee

Johanniskraut ist das wirksamste Naturheilmittel gegen Niedergeschlagenheit. Bei leichten Depressionen tut ein Johanniskrauttee gut, der dreimal täglich frisch aufgebrüht wird. Dazu pro Tasse 2 Teelöffel Johanniskraut in ein Teenetz geben und mit 0,25 Liter sprudelnd kochendem Wasser übergießen. 10 Minuten zugedeckt ziehen lassen, das Teenetz entfernen und den Tee heiß genießen. Nach Bedarf mit Honig süßen.

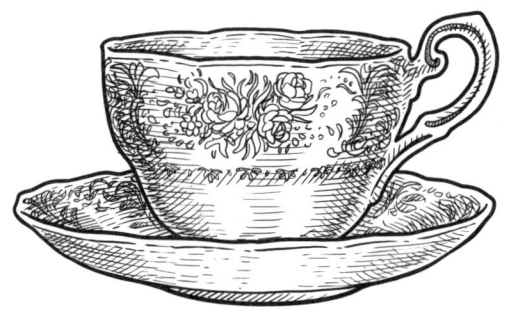

Hilfe bei Erschöpfung

Es gibt immer wieder Momente, da fühlt man, dass der Akku leer ist. Man fühlt sich zu müde zum Aufstehen, wie zerschlagen, hat keinen inneren Antrieb und weiß da schon, dass es wohl den ganzen Tag so weitergehen wird. Dazu kommen die vielfältigen Sorgen des Lebens. Jetzt heißt es, den »inneren Schweinehund« zu überwinden, der einen lähmt, denn mit einigen recht einfachen Mitteln kann man meist leicht wieder neue Energie schöpfen.

Richtige Ernährung gegen Erschöpfung

Wenn die Ernährung und Lebensweise mit den Anforderungen des Lebens nicht übereinstimmen, verfällt man leichter in den Zustand der Erschöpfung. Deshalb sollte man seine Ernährungsgewohnheiten überprüfen und gegebenenfalls umstellen auf leichter verdauliche, energiereiche Kost. Auch zu viel Alkohol kann zur Erschöpfung beitragen. Dazu gehört auch alles, was oben im Kapitel über die Stärkung des Immunsystems gesagt wurde, von den Wechselduschen bis hin zu einem aktiven Bewegungsprogramm.

Omas hilfreicher Kräutertee gegen Erschöpfung

25 g Frauenmantel, 15 g Knabenkrautwurzel, 10 g Habichtskraut und 40 g Ginseng mischen. 4 Esslöffel der Mischung mit 1 Liter Wasser aufkochen und 10 Minuten zugedeckt ziehen lassen. Abseihen, warm halten und über den Tag mehrmals davon trinken.

Mit Eisen gegen Erschöpfung

Erschöpfung beruht oft auf Eisenmangel. Deshalb sollte man in den Ernährungsplan verstärkt eisenhaltige Nahrungsmittel wie Apfelmus, geriebene Äpfel, Kürbiskerne, Petersilie, Schnittlauch und grüne Erbsen einbauen.

Hilfe gegen Reisekrankheit

Den Betroffenen kann Reisekrankheit – früher einfach als Seekrankheit bezeichnet – ganz schön den Urlaub verderben. Das Blöde: Wenn die Übelkeit erst einmal zugeschlagen hat, gibt es meist kein Zurück mehr. Um das zu vermeiden, gibt es einige Ratschläge. So sollte man vor Reiseantritt möglichst viel Wasser, Früchte- oder Kräutertees trinken. Auf Milch, Fruchtsäfte, Kaffee oder Alkohol hingegen sollte man verzichten. Zudem sollte man sich während der Fahrt oder des Fluges ablenken, etwa durch ein Gespräch. Und immer schön geradeaus in Richtung Horizont schauen und gleichmäßig ein- und ausatmen. Dabei immer erst langsam tief einatmen, dann eine kurze Pause machen, danach langsam wieder ausatmen. Auf keinen Fall lesen oder andere Tätigkeit ausüben, bei der man sich auf seine Finger konzentrieren muss.

Mit Ingwer gegen Reisekrankheit

Ingwer hilft vor allem bei leichten Beschwerden der Reisekrankheit. Am besten nimmt man ein kleines Stück frischen Ingwer mit und knabbert unterwegs an der unscheinbaren Knolle.

Omas hilfreicher Pfefferminztee

Auch gegen die Reisekrankheit kann Pfefferminztee helfen. Er wirkt beruhigend auf den Magen und kann die Beschwerden lindern, wenn sie bereits eingetreten sind. Eine Handvoll Pfefferminzblätter mit heißem Wasser aufbrühen, 10 Minuten zugedeckt ziehen lassen, abseihen und in eine Thermoskanne füllen. Bei Bedarf unterwegs daraus immer mal einen Schluck trinken.

Hilfe bei Schlaflosigkeit

Schlaflose Nächte zehren schnell an den Kräften und den Nerven. Viele gängige Schlaf-
mittel machen allerdings schnell abhängig. Deutlich schonender für den Körper sind die
hilfreichen Mittel aus Omas Hausapotheke, die sich schon seit Jahrhunderten bewährt
haben.

Der Klassiker: heiße Milch mit Honig

Das einfachste Hausmittel gegen Schlaflosigkeit aus Omas hilfreicher Hausapotheke ist
heiße Milch mit Honig. Allerdings sollte die Milch gar nicht so heiß sein, denn sonst gehen viele wertvolle Inhaltsstoffe des Honigs verloren. Die Anwendung ist denkbar einfach:
Jeden Abend vor dem Zubettgehen einen Löffel Honig in warmer Milch verrühren und
dann trinken. Danach aber das Zähneputzen nicht vergessen!

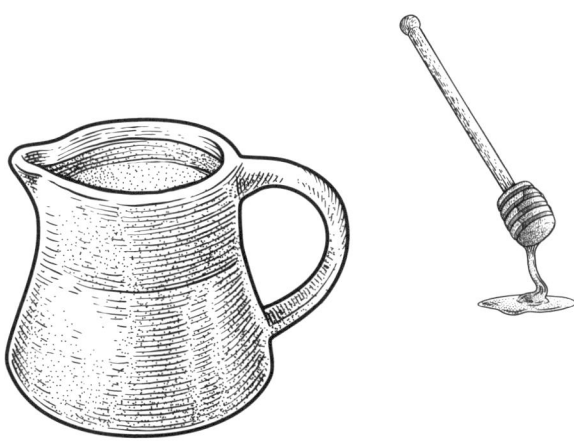

Mit Hopfen und Baldrian gegen Schlaflosigkeit

Die Inhaltsstoffe der Hopfenblüten haben einen ähnlichen Effekt wie das Schlafhormon Melatonin, das uns müde macht. Baldrian ist schon lange als pflanzliches Beruhigungsmittel bekannt. Sehr hilfreich ist ein Hopfenblütentee mit Baldrian. 1 Teelöffel Baldrianwurzel und 3–4 Teelöffel geriebene Hopfenzapfen mit einem Teesieb in eine Teetasse geben und mit heißem Wasser übergießen. 15 Minuten ziehen lassen, das Teesieb herausnehmen und den Tee trinken.

Omas hilfreicher Lavendeltee

Lavendel sieht nicht nur toll aus, er hilft auch bei gereiztem Magen und Verdauungsstörungen, sein betörender Duft vertreibt im Kleiderschrank Motten und er wirkt beruhigend bei innerer Unruhe und Schlafstörungen. Wie aus Hopfen und Baldrian kann man sich auch aus Lavendelblüten einen beruhigenden Tee zubereiten. 1–2 Teelöffel getrocknete Lavendelblüten mit kochendem Wasser aufgießen, 10 Minuten ziehen lassen, abseihen und dann vor dem Zubettgehen trinken. Aber auch ein wohltuendes Bad mit Lavendel wirkt beruhigend und entspannend. Dazu 100 g getrocknete Lavendelblüten mit 1 Liter kochendem Wasser aufgießen und 10 Minuten ziehen lassen. Abseihen und den Sud in das Badewasser geben.

Ein Fußbad gegen Schlaflosigkeit

Ein hilfreiches Hausmittel gegen Schlaflosigkeit ist ein einfaches Fußbad, am besten eines mit langsam ansteigender Temperatur. Man beginnt mit etwa 33 Grad Celsius warmem Wasser. Die Füße eintauchen und Schritt für Schritt heißes Wasser nachgießen, bis nach etwa einer halben Stunde der Höhepunkt erreicht ist. Die Füße aus dem Bad nehmen, kurz kalt abbrausen und abtrocknen. Dann warme Socken überziehen und schnell schlafen gehen.

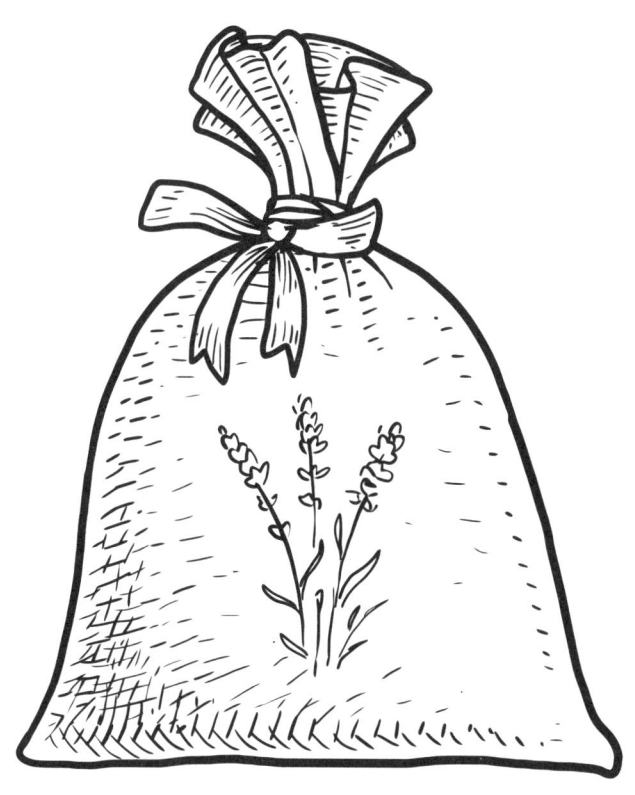

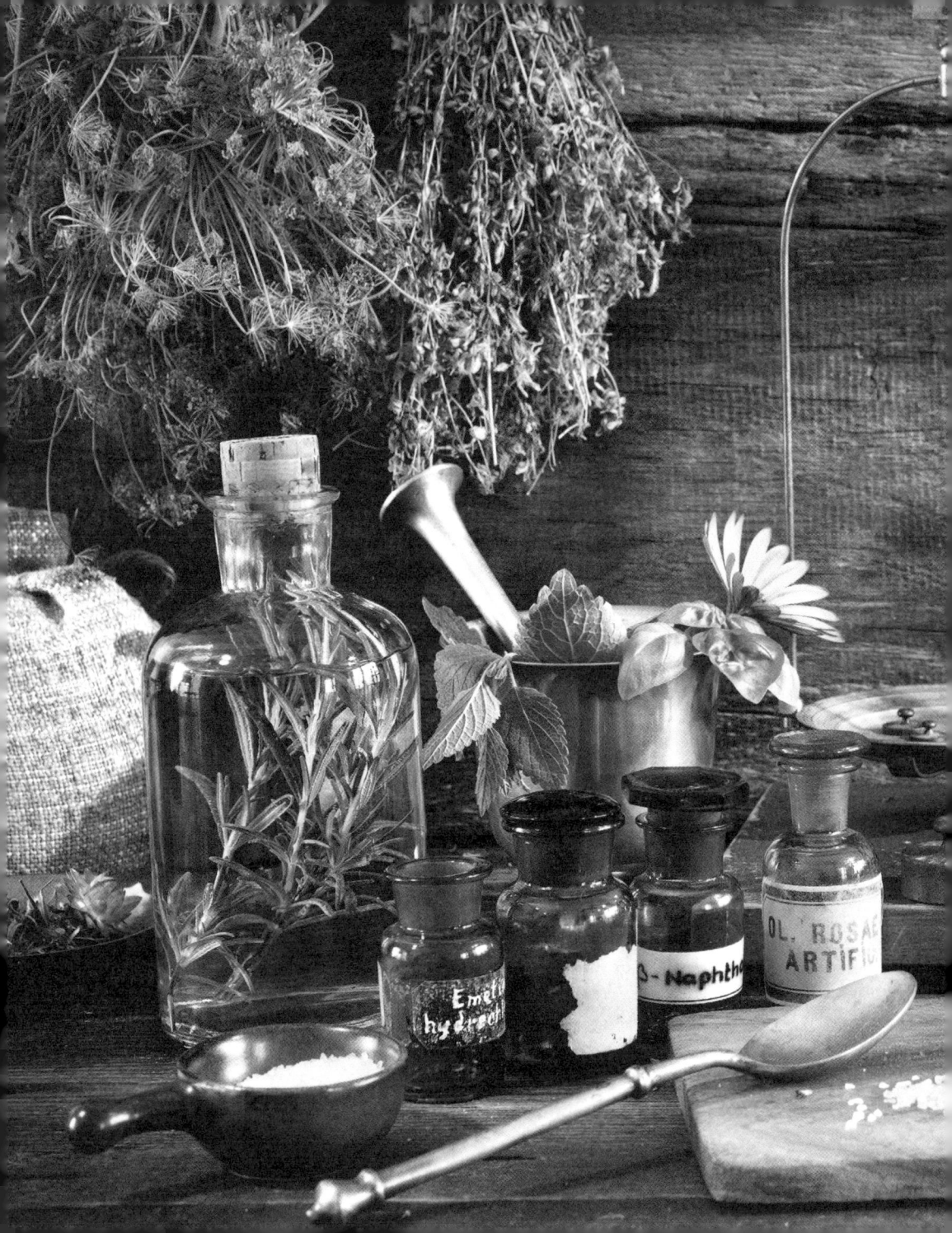

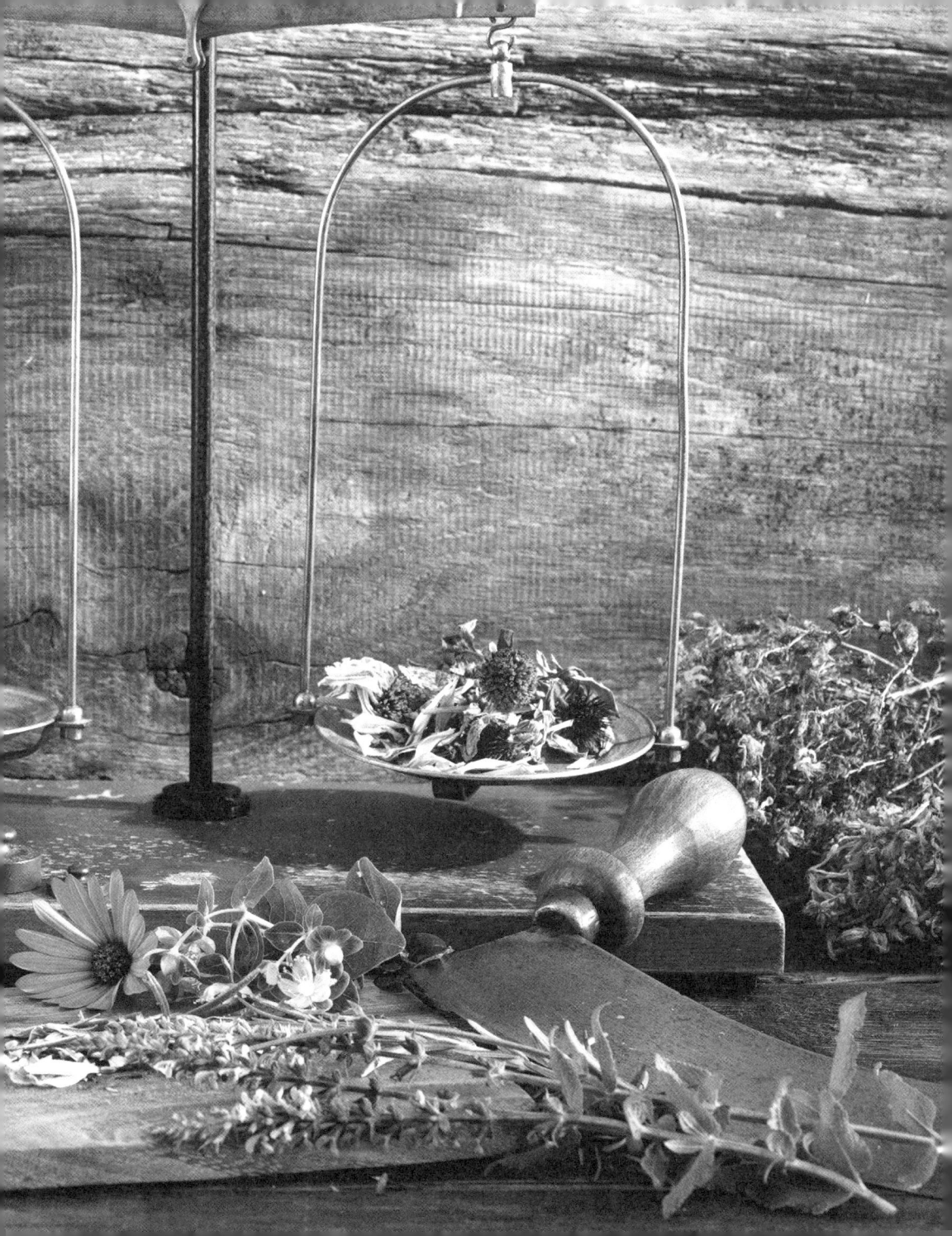

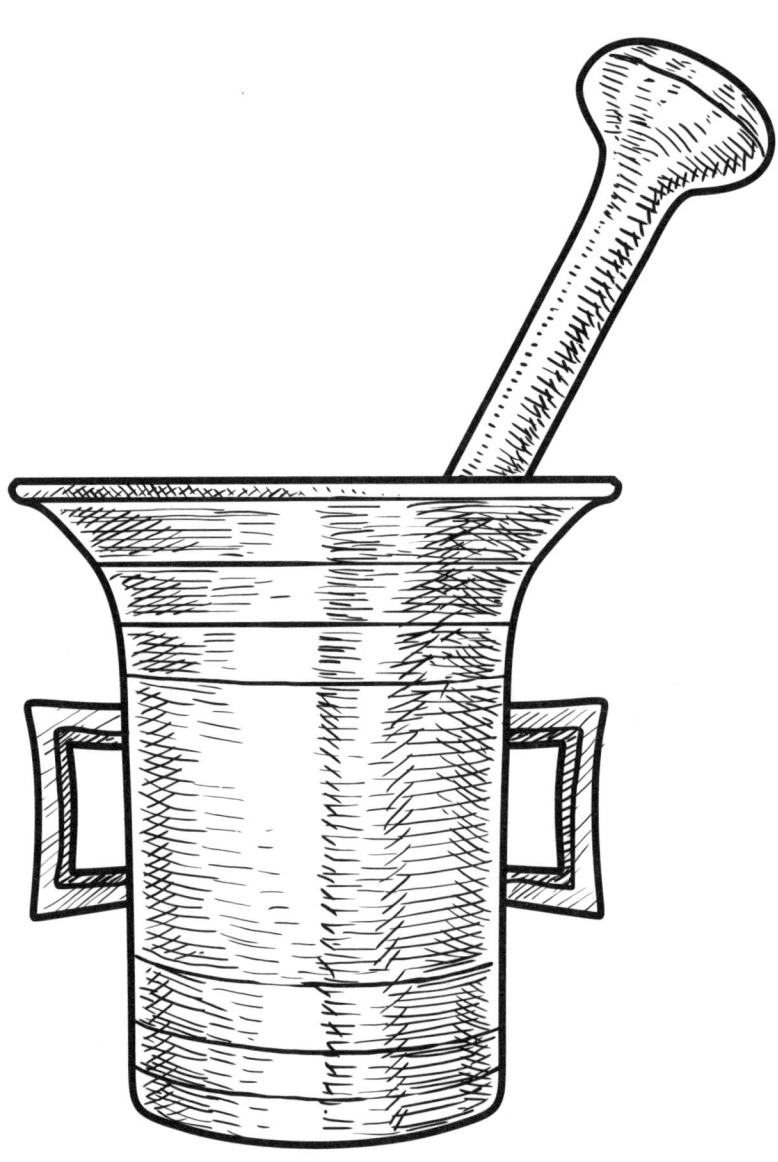

Hilfreiche Tipps aus Omas Kosmetiksalon

Auch zu Omas Zeiten wollten die Menschen schon gerne schön sein. Als es noch nicht so viele industrielle Kosmetika gab, musste man viel stärker auf die Hausmittel der Natur zurückgreifen als heute. Und trotzdem ist der Trend hin zu Omas Hausmitteln auch im Bereich der Kosmetik ungebrochen, denn immer mehr Menschen lehnen die industriellen Kosmetikprodukte ab – nicht zuletzt wegen der damit verbundenen grausamen Tierversuche – und wenden sich Omas Hausmitteln zu, die viel mehr Natürlichkeit versprechen. Allerdings muss man bei den hilfreichen Tipps aus Omas Kosmetiksalon immer zunächst einmal sehr gut die individuelle Verträglichkeit der empfohlenen Substanzen prüfen, damit es nicht zu allergischen Reaktionen kommt.

Hilfe für die Augen

Die Augen gelten als der »Spiegel der Seele« – das wusste schon Oma vor über 100 Jahren. Deshalb haben die Menschen schon immer große Aufmerksamkeit darauf verwendet, wie ihre Augen aussehen, ob sie glänzen oder nicht, ob sie geschwollen sind, brennen oder sonst etwas Unerwünschtes tun. Wenn das der Fall ist, finden sich in Omas Kosmetiksalon hilfreiche Hausmittel, um den Glanz wiederherzustellen oder Schwellungen und Augenringe zu reduzieren, sodass man sich mit ganz ohne Bedenken wieder in die Augen sehen lassen kann.

Mit Schwarzem Tee gegen geschwollene Augen

Es kann zahlreiche Gründe für geschwollene Augen geben. Wenn klar ist, dass es sich nicht um eine Erkrankung handelt, sondern lediglich um Erschöpfung, kann man der Schwellung mit Schwarzem Tee zu Leibe rücken. Einfach einen Teebeutel Schwarzen Tee aufbrühen, kurz ziehen lassen, auswringen und abkühlen lassen. Dann auf das betroffene Auge legen.

Mit Gurken gegen geschwollene Augen

Einen wirksamen abschwellenden Effekt haben auch Scheiben von Salatgurken. Dazu einfach eine Salatgurke waschen, zwei ca. 1 cm dicke Scheiben abschneiden und auf die Augen legen.

Mit Kartoffeln gegen geschwollene Augen

Auch Kartoffeln können mit ihren Vitaminen, ihren Mineralien und ihrer Feuchtigkeit gegen geschwollene Augen helfen. Dazu eine Kartoffel schälen, in Scheiben schneiden und über Nacht im Kühlschrank gut durchkühlen. Am nächsten Tag auf die Augen legen und wirken lassen.

Hilfreiche Tipps gegen brennende Augen

Auch brennende Augen regieren sehr gut auf Kühlung und Feuchtigkeit. Deshalb kann man einen kühlen Teebeutel mit Schwarzem Tee, eine Gurkenscheibe oder eine Kartoffelscheibe auch in diesem Fall sehr gut anwenden. Oder man nimmt einfach einen kalten Waschlappen und legt ihn auf die Augen.

Eine hilfreiche Quarkmaske gegen dunkle Augenringe

Dunkle Augenringe lassen sich sehr gut mit Omas Quarkmaske bekämpfen. Dazu einfach die Augenringe vorsichtig mit Magerquark einreiben und 20–30 Minuten einwirken lassen. Danach gründlich abwaschen.

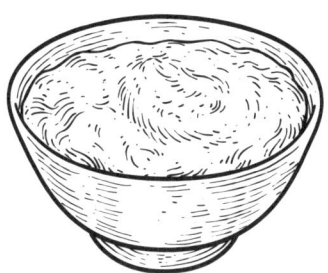

Hilfe bei Hautproblemen im Gesicht

Das Gesicht ist das »Aushängeschild« des menschlichen Körpers. Falten, eitrige Pickel oder Akne sind im Gesicht besonders unangenehm. Zum Glück gibt es in Omas Hausapotheke einige hilfreiche Mittel, die bei diesen Hautproblemen wirksame Abhilfe schaffen.

Anti-Aging mit Quark und Gurken

Die Klassiker aus Omas Beautysalon gegen Hautfalten im Gesicht sind Masken aus Quark und/oder Gurken. Für die Quarkmaske verwendet man normalen Magerquark und trägt ihn großzügig auf der Gesichtshaut auf. Die Gurke wird gewaschen, in Scheiben geschnitten und ebenfalls auf die Gesichtshaut aufgelegt. Man kann beide Mittel auch zu einer Quark-Gurken-Maske kombinieren. Den Quark sollte man entfernen, wenn er zu trocknen beginnt, denn dann bekommt man ihn noch gut ab und er krümelt noch nicht.

Omas hilfreiche Kartoffelkur gegen Hautfalten

Eine Kartoffelmaske sorgt für eine sehr gute Feuchtigkeitsversorgung der Haut. Außerdem hilft sie mit ihren Inhaltsstoffen Vitamin C, Phosphor, Magnesium, Zink und Calcium der stressgeplagten Haut bei der Revitalisierung, denn diese stimulieren die Produktion von Kollagen und Elasten in der Haut.

Und so geht es: Einfach 1 kleine Kartoffel in der Schale kochen, etwas abkühlen lassen, dann pellen und pürieren. 1–2 Teelöffel Vollmilch oder Ziegenmilch, 1 Eigelb und 1 Teelöffel Olivenöl hinzugeben und alles zu einer homogenen Masse verrühren. Erkalten lassen und dann auf die

Haut auftragen. 20 Minuten einwirken lassen und dann erst mit lauwarmem Wasser abspülen, dann mit kaltem, um die Poren zu schließen.

Omas hilfreiches Dampfbad gegen Pickel, Mitesser und Akne

2 Liter heißes Wasser in eine große Schüssel geben und das Gesicht in einem Abstand darüber halten, der angenehm erscheint. Damit der Dampf nicht zu den Seiten entweicht, ein Handtuch über den Kopf legen. Den Dampf 15 Minuten einwirken lassen und danach das Gesicht mit kaltem Wasser reinigen. Die Haut ist jetzt entspannt und porentief gereinigt. Man kann das Dampfbad auch mit frischer Petersilie, getrockneten Kamillenblüten oder Ringelblumen versetzen.

Mit Heilerde gegen Pickel, Mitesser und Akne

Heilerde oder auch Tonerde entfernen überschüssigen Talg, Schmutz und Bakterien von der Hautoberfläche und verbessern generell das gesamte Hautbild. Aus dem Heilerde-Pulver mit Wasser einen Brei anrühren und auf die betroffenen Stellen auftragen. 30 Minuten einwirken lassen, bis die Heilerde vollständig durchgetrocknet ist. Anschließend abreiben und den letzten Rest mit lauwarmem Wasser abspülen. Die Heilerdemaske wird einmal pro Woche angewendet.

Mit Apfelessig gegen Pickel, Mitesser und Akne

Apfelessig reinigt die Poren von Bakterien und überschüssigem Talg. 1 Teelöffel Apfelessig mit 3 Teelöffeln Wasser vermischen und mit einem Wattebausch auf die betroffenen Stellen auftragen. 10 Minuten einziehen lassen und dann mit warmem Wasser abspülen. Die Anwendung einmal pro Tag über mehrere Tage wiederholen.

Mit Aloe vera gegen Pickel, Mitesser und Akne

Aloe vera wirkt entzündungshemmend und antibakteriell. Die Inhaltsstoffe der Pflanze bekämpfen Aknebakterien, verhindern Infektionen und unterstützen die Heilung der beschädigten Haut. Einfach ein Blatt der Pflanze zerstoßen und das Gel auf die betroffenen Stellen tupfen. Diese Anwendung eine Woche lang zweimal täglich wiederholen.

Mit Honig gegen Pickel

Omas »Allheilmittel« Honig hilft schon gegen Pickel, bevor sie überhaupt da sind. Schon bevor der Pickel sichtbar aus der Haut hervortritt, ein wenig Honig auf die Stelle tupfen – das verhindert die Entstehung des Pickels.

Mit Teebaumöl gegen Pickel

Teebaumöl wirkt entzündungshemmend und wundheilend und ist somit ideal gegen Pickel geeignet. Einfach ein paar Tropfen auf einen Wattebausch träufel, die betroffenen Hautstellen damit betupfen und über Nacht einwirken lassen. Achtung: Bei besonders empfindlicher oder trockener Haut sollte man das Teebaumöl allerdings schon nach 15 Minuten wieder abwaschen.

Hilfe bei Hautproblemen allgemein

Die Haut ist unser größtes Organ und ständig den Einflüssen der Umwelt ausgesetzt. Zudem ist sie der Teil des Körpers, den die anderen Menschen am ehesten zu sehen bekommen. Da ist es natürlich kein Wunder, dass die Menschen schon seit Omas Zeiten und noch viel länger besonderen Aufwand treiben, um ihre Haut schön, geschmeidig und ansehnlich zu halten.

Omas hilfreiche Hausmittel gegen Juckreiz und Ausschlag

Juckreiz und Ausschläge sind die häufigsten Irritationen der Haut und können vielfältige Ursachen haben. Zuerst sollte man immer abklären, ob es sich um eine Allergie handelt und entsprechend die direkten Ursachen dafür abstellen, etwa bestimmte Stoffe, Farbstoffe oder Waschmittel in der Kleidung vermeiden. Ansonsten gibt es unter Omas hilfreichen Hausmitteln zahlreiche natürliche und wirksame Mittel gegen Juckreiz und Ausschläge auf der Haut. Aber auch dabei muss die individuelle Verträglichkeit der Inhaltsstoffe berücksichtigt werden

Mit Ringelblumen gegen Juckreiz und Ausschlag

Die heimische Ringelblume (Calendula) wirkt sehr gut bei juckenden Hautausschlägen und sehr trockener, entzündeter Haut. Zudem beruhigen die Inhaltsstoffe der hübschen Wiesenpflanze die Haut. Aus den getrockneten Blütenkörbchen macht man einen Aufguss und dann einen Umschlag um die betroffenen Hausstellen. Im Handel gibt es außerdem Ringelblumensalbe zum Auftragen auf die Haut.

Mit Kamille gegen Juckreiz und Ausschlag

Kamille wirkt antibakteriell, entzündungshemmend und beruhigend auf die Haut. Zudem stillen die Inhaltsstoffe der Kamille den Juckreiz. Zunächst kocht man Kamillentee auf, lässt diesen ziehen, seiht ihn ab und lässt ihn etwas abkühlen. Ein dünnes Handtuch mit dem Tee tränken und daraus einen Umschlag auf den betroffenen Hautstellen machen – Achtung: nicht zu heiß! Den Umschlag dort lassen, bis er ausgekühlt ist. Alternativ kann man auch einen Wattebausch in dem Kamillensud tränken und dann die entsprechende Hautstelle damit betupfen.

Mit Apfelessig gegen Juckreiz und Ausschlag

Apfelessig besitzt ebenfalls antibakterielle Eigenschaften und lindert den Juckreiz. Man verwendet eine Lösung aus wenig Apfelessig und Wasser. Dann einen Wattebausch in die Essiglösung tunken und die betroffenen Hautstellen betupfen. Nach einigen Minuten Einwirkzeit die behandelten Hautstellen wieder mit klarem Wasser abspülen, damit der Essig die Haut nicht zusätzlich reizt.

Mit Speisequark und Kohl gegen Juckreiz und Ausschläge

Omas »Klassiker« gegen Juckreiz und Ausschläge auf der Haut sind Speisequark und Weißkohl. Quarkpackungen helfen als Umschläge bei entzündeter Haut, denn der Quark kühlt und beruhigt die Haut. Auflagen von Weißkohlblättern sind bei aller Art von Hautausschlägen schon seit Jahrhunderten als wirksame Helfer bekannt.

Mit Olivenöl und Honig gegen Juckreiz und Ausschlag

Olivenöl und Honig helfen bei trockener Haut und wirken gut gegen das lästige Jucken. Zuerst stellt man eine Mischung aus den beiden Bestandteilen her und mischt diese zu einer schön glatten Substanz. Die Mischung dünn auf die betroffenen Hautstellen auftragen und einwirken lassen.

Kartoffeln, Mais und Hafer gegen nässende Ausschläge

Manche Ausschläge der Haut nässen und sich daher nicht besonders gut mit Hausmitteln zu bekämpfen, die ebenfalls viel Feuchtigkeit enthalten. Bei juckenden oder nässenden Ausschlägen kommen eher trockene Hausmittel wie Kartoffelstärke oder Maisstärke als Puder zum Einsatz. Auch Haferflocken wirken gut bei gereizter, nässender Haut: Die Haferflocken werden allerdings kurz in warmem Wasser eingeweicht, durch ein Tuch ausgepresst und zu einer Paste verknetet, die man dann auf die Haut aufträgt.

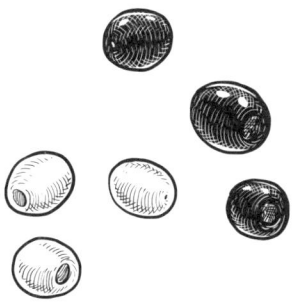

Omas hilfreiche Hausmittel gegen Ekzeme

Ein großer Teil aller Hautausschläge stellt sich als Ekzem heraus. Darunter versteht man alle entzündlichen Hautkrankheiten, die nicht ansteckend sind. Fast immer werden sie von Juckreiz, Hautrötungen oder kleinen Bläschen begleitet. Die Hautärzte unterscheiden zwischen exogenen Ekzemen, die von außen durch Kontakt mit allergischen Stoffen oder Chemikalien und Putzmitteln entstehen, und endogenen Ekzemen, bei denen innere Einflüsse eine Rolle spielen, wie etwa eine genetische Veranlagung, beispielsweise bei der Neurodermitis.

Mit Zitronensaft gegen Ekzeme

Ein hilfreiches Mittel gegen Ekzeme ist Zitronensaft. Die Inhaltsstoffe der Zitrone bekämpfen die Entzündung. Man schneidet die Südfrucht einfach in Scheiben und legt diese direkt auf die von einem Ekzem betroffene Hautstelle. Zunächst kann ein leichtes Brennen zu spüren sein, aber das verschwindet schnell und mach einer angenehmen Linderung Platz.

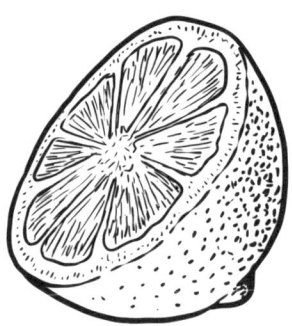

Omas hilfreiches Haferflockenbad

Haferflocken sind nicht nur auf dem Frühstückstisch sehr gesund, sondern können auch sehr gut gegen Ekzeme helfen. Dazu füllt man die Haferflocken in eine Socke. Dann lässt man sich ein schön warmes Vollbad ein und hängt die Socke mit den Haferflocken einfach ins Badewasser. Die eingeweichten Haferflocken besitzen eine entzündungshemmende Wirkung und stillen den Juckreiz.

Mit Salatgurken gegen Ekzeme

Salatgurken sind mit ihrem hohen Feuchtigkeitsanteil und ihren wertvollen Inhaltsstoffen auf dem Gebiet der Hautpflege eine regelrechte »Geheimwaffe«. In der Kosmetik nimmt man sie etwa bei Wellnessanwendungen auf den Augen. Sie spenden mit ihrem hohen Wassergehalt Feuchtigkeit an die Haut. Zudem wirken sie entzündungshemmend. So ist eine Scheibe Gurke auf einem Ekzem sehr wohltuend gegen den quälenden Juckreiz.

Omas hilfreiches Honigrezept

Honig ist aufgrund seiner desinfizierenden Wirkung nicht nur bei Erkältung ein wunderbares Heilmittel. Auch gegen Ekzeme hilft er. Dafür etwas Honig auf das Ekzem auftragen und bis zu einer halben Stunde einwirken lassen.

Mit Kamille gegen Ekzeme

Kamille wirkt beruhigend, desinfizierend und entzündungshemmend. Somit erweisen sich die Blüten als ideales Hausmittel gegen Ekzeme. Einen Kamillentee aufbrühen, ziehen lassen, abseihen, etwas abkühlen lassen und ein Handtuch damit tränken. Die Kamillenwickel etwa 10 Minuten auf der betroffenen Haut einwirken lassen.

Mit Aloe vera gegen Ekzeme

Auch Aloe vera ist bekanntlich sehr feuchtigkeitsspendend. Da die Haut bei Ekzemen häufig austrocknet, erweist sich die exotische Pflanze aus dem Mittelmeerraum und den Tropen als natürlicher Helfer, der ebenfalls das Jucken reduziert. Dafür einfach ein paar Blätter der Aloe vera auspressen und den Saft auf die betroffene Stelle auftragen.

Mit Kurkuma oder Gelbwurz gegen Ekzeme

Kurkuma und Gelbwurz gelten in der traditionellen chinesischen Medizin als Heilmittel gegen Entzündungen und werden daher gegen zahlreiche Krankheiten angewandt. Dazu wirken sie entgiftend und schmerzstillend. Gegen Ekzeme einfach etwas Kurkumapulver mit Wasser mischen und für einige Stunden auf der betroffenen Stelle einwirken lassen.

Omas hilfreiche Hausmittel gegen Herpes

Herpes ist eine Virus-Infektion der Haut, die in der Regel leicht verläuft und mit virushemmenden Arzneisalben behandelt wird. Die kosmetischen Folgen an der Haut können aber auch mit verschiedenen Hausmitteln bekämpft werden. Ein Herpes-Ausbruch lässt sich allerdings weder mit Medikamenten noch mit Hausmittel verhindern. Beide reduzieren lediglich die Krankheitsdauer und mildern die Symptome. Je früher sie bei einem Ausbruch angewendet werden, desto besser die Wirkung.

Omas hilfreiche Hausmittel eignen sich vor allem gegen Herpes an der Lippe oder Nase und eventuell auch im Genitalbereich. Bei großflächigem Auftreten oder Komplikationen wie bei einem über den ganzen Körper auftretenden Herpes oder sogar einer herpesbedingten Hirnentzündung ist der Einsatz von hochwirksamen Medikamenten unabdingbar, denn der Wirkstoff muss jetzt ohne Verzögerung in den Blutkreislauf und von dort in die Organe gelangen.

Bei einer Beahndlung von leichten Herpes-Symptomen mit Omas hilfreichen Hausmitteln muss man vor allem darauf achten, dass es zu keiner weiteren Ausbreitung der Viren kommt. Am besten trägt man das jeweils verwendete Hausmittel auf ein Wattestäbchen auf und verteilt es damit auf der betroffenen Stelle. Das Wattestäbchen nach einmaliger Verwendung wegwerfen und danach die die Hände gründlich waschen. Wenn man auf absolute Hygiene achtet, können Omas Hausmittel sehr hilfreich gegen Herpes sein.

Honig gegen Herpes

Honig ist ein wirksames Hausmittel gegen Herpes, denn er enthält antimikrobielle Stoffe, die Bakterien und Viren abtöten und so deren Vermehrung verhindern können. Sobald sich die Krankheit bemerkbar macht, sollte man auf die betroffene Stelle etwas Honig geben. Da der Honig die durch das Virus entstandenen offenen Stellen versiegelt, reduziert er die äußerliche Verbreitung der Viren und damit das Ansteckungsrisiko.

Als besonders wirkungsvoll gilt der Manuka-Honig, den die Bienen in Neuseeland aus den Blüten der Südseemyrte gewinnen. Man bekommt Manuka-Honig in der Apotheke und in speziellen Geschäften als Nahrungsmittel. Eine weitere Substanz, die von Bienen produziert wird und eine antimikrobielle Wirkung hat, ist Propolis. Allerdings kann die Wirkstärke des auch als Kittharz bezeichneten Stoffgemisches stark variieren, denn die Zusammensetzung von Propolis hängt von verschiedenen Faktoren ab, wie etwa der Bienenart, der Jahreszeit und der Region. Propolis ist nicht offiziell als Arzneimittel zugelassen, sondern wird als Nahrungsergänzungsmittel oder Kosmetikum verkauft.

Zitronenmelisse gegen Herpes

Seit Jahrhunderten gilt die Zitronenmelisse als ein wertvolles Hausmittel auch gegen Herpes. Tatsächlich ist die unscheinbare Pflanze eines der wenigen Hausmittel, bei dem bisher in wissenschaftlichen Studien eine Wirksamkeit tatsächlich bewiesen werden konnte. Bestimmte Wirkstoffe in der Heilpflanze hindern die Herpesviren daran, in die Körperzellen einzudringen. So berichten viele Patienten, dass nach dem Auftragen der Zitronenmelisse auf die betroffenen Stellen bereits nach wenigen Tagen oder sogar Stunden eine Besserung auftritt. Schwellungen und Rötungen gehen angeblich deutlich zurück.

Man bereitet einen starken Aufguss aus getrockneten Melissenblättern, lässt diesen ziehen, seiht in ab, lässt ihn etwas abkühlen, trägt ihn auf die befallenen Hautstellen auf. Außerdem gibt es Salben und Cremes mit Zitronenmelissenextrakt in jeder Apotheke.

Sonstige Hausmittel gegen Herpes

Noch einige weitere Substanzen aus Omas Hausapotheke gelten als Hausmittel gegen Herpes, wie etwa schwarzer Tee, Knoblauch, Ingwer oder Aloe vera. Es empfiehlt sich allerdings vor der Verwendung von Hausmitteln, die individuelle Verträglichkeit zu prüfen, denn unverträgliche Mittel können bei falscher Anwendung schädlich sein. Beim Ausbruch einer Herpes-Infektion können auch Eiswürfel helfen, die in ein Tuch eingewickelt auf die Herpesstelle gehalten werden. Ist der Ausbruch aber bereits in vollem Gange, richtet die Kühlung nichts mehr aus, sondern schadet womöglich der Haut. Auch hochprozentiger Alkohol hat einen kühlenden und desinfizierenden Effekt, allerdings brennt er stark, wenn durch die Herpeserkrankungen offene Stellen an der Haut entstanden sind.

Teebaumöl gegen Herpes

Das Öl des australischen Teebaums besitzt ebenfalls eine antimikrobielle Wirkung. Bereits vor über 200 Jahren kannte man die desinfizierende Wirkung von Teebaumöl. Herpes lässt sich am wirkungsvollsten mit Teebaumöl bekämpfen, wenn dieses so früh wie möglich und am besten stündlich auf die betroffenen Stellen aufgetragen wird. Die Haut nimmt das Öl gut auf, und die Viren werden an der Vermehrung gehindert. Allerdings gilt Teebaumöl wegen seiner Reizstoffen bei empfindlichen Personen auch als Auslöser von Hautentzündungen. Deshalb sollte dieses Hausmittel gegen Herpes immer nur nach Rücksprache mit einem Apotheker eingesetzt werden.

Mit Zinksalbe gegen Herpes

Oft wird auch Zinksalbe gegen Herpes empfohlen, die man zusätzlich noch mit anderen Wirkstoffen wie Kamillentinktur kombinieren kann. Zinksalbe wirkt austrocknend und hat so einen positiven Effekt auf die nässenden Herpesbläschen. Um eine wirksame Zinksalbe selber herzustellen, braucht man schon etwas Erfahrung, deshalb sollte der Einsteiger lieber auf die fertigen Mittel aus dem Handel zurückgreifen.

Omas hilfreiche Hausmittel gegen Warzen

Warzen sind sehr vielfältig und entstehen durch Virusinfektionen der oberen Haut-schicht. In der Regel sind sie medizinisch ungefährlich, werden aber als kosmetisch un-schön empfunden – vor allem, wenn sie sich an gut sichtbaren Stellen des Körpers befin-den. Viele Leute schwören auf natürliche Hausmittel gegen Warzen aller Art – und einige hilfreiche Mittel aus Omas Hausapotheke sind tatsächlich gegen Warzen sehr wirksam.

Klebeband zur Entfernung von Warzen

Das Abdecken der Warze mit Klebeband ist ein beliebtes Hausmittel gegen Warzen aus Omas Kosmetikstudio. Dabei die Warze für einen Zeitraum von 6 Tagen mit einem klei-nen Stück Klebeband abdecken. Anschließend wird die Warze in warmem Wasser ein-geweicht und totes Gewebe mit einem Bimsstein oder Schmirgelpapier entfernt. Diesen Vorgang wiederholt man, bis die Warze verschwunden ist. Das kann bis zu zwei Monaten dauern.

Mit Knoblauch gegen Warzen

Knoblauch ist ein »Tausendsassa« unter Omas hilfreichen Hausmitteln. Gegen Warzen schält man eine frische Knoblauchzehe und schneidet sie in Scheiben. Die Warze mit der Knoblauchscheibe einreiben, damit der hochwirksame Knoblauchsaft in die Warze ein-dringen kann. Anschließend die Knoblauchscheibe mit der Schnittseite nach unten mit ei-nem Pflaster auf der Warze befestigen und über Nacht einwirken lassen. Morgens die Knoblauchscheibe wieder entfernen. Diese Behandlung über einen Zeitraum von bis zu drei Wochen wiederholen – dann sollte die Warze verschwunden sein.

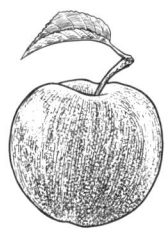

Mit Apfelessig gegen Warzen

Apfelessig ist ebenfalls ein hilfreiches Mittel zur Behandlung von Warzen. In der Regel trägt man den Apfelessig mit einem Wattebausch auf die Warze auf und klebt sie dann mit einem Pflaster ab. Dieser Vorgang wird so lange zweimal täglich wiederholt, bis die Warze abfällt.

Mit Bananenschalen gegen Warzen

Bei dieser Methode klebt man ein kleines Stück Bananenschale so mit einem Pflaster auf die Warze, dass die Innenseite auf der Haut aufliegt. Die Bananenschale kann über Nacht oder den ganzen Tag auf der Warze bleiben, muss aber täglich gewechselt werden. Diesen Vorgang so lange wiederholen, bis die Warze sich zurückgebildet hat

Omas hilfreiche Schöllkrautkur gegen Warzen

In der Volksheilkunde wurde in früheren Jahrhunderten vor allem das Schöllkraut gegen Warzen eingesetzt. Dazu verwendete man in erster Linie den Saft aus den Stängeln, indem man die Stängel brach und den ziemlich giftigen Saft direkt auf die Warze tropfen ließ. Heute weiß man allerdings, dass das Schöllkraut in vielerlei Hinsicht eine hochwirksame bis giftige Pflanze ist. Um sicherzugehen, sollte man für eine Schöllkrautkur nach Omas Vorbild lieber eine für die Anwendung fertig vorbereitete Schöllkrauttinktur aus der Apotheke verwenden. Achtung: Bei Anzeichen von Unverträglichkeit die Kur sofort abbrechen!

Omas hilfreiche Hausmittel gegen Insektenstiche

Insektenstiche gehören schon immer zu den unausweichlichen Begleitern des menschlichen Lebens. Dabei sind die Gründe, warum die tierischen Quälgeister zubeißen oder stechen, ganz verschieden. Bienen und Wespen stechen den Menschen, um sich zu verteidigen, wenn sie sich oder ihr Nest bedroht sehen. Andere Insekten haben es hingegen auf das menschliche Blut oder die Lymphflüssigkeit als Nahrungsquelle abgesehen. Aber aus welchem Grund auch immer die Insekten »zuschlagen«, die Folgen sind für den Menschen meist sehr unangenehm. Doch Stich ist nicht gleich Stich, und auch Insektenbisse äußern sich in unterschiedlichen Hautreaktionen. Manche Insektenstiche jucken nur, andere schmerzen und wieder andere schwellen manchmal auch bedrohlich an.

Bienen, Hummeln, Wespen, Hornissen und Ameisen

Im Sommer dauert es bei einem Aufenthalt im Freien meist nicht lange, bis die ersten Wespen und Bienen angeschwirrt kommen – vor allem an »Hot Spots« wie Biergärten oder Cafés, an denen die Besucher regelmäßig etwas essen oder trinken. Aber auch im eigenen Garten, auf der Terrasse oder dem Balkon können vor allem Wespen ganz schön nerven! Beim Versuch, sie zu verscheuchen, fühlen sie sich dann schnell angegriffen– und stechen zu.

In der Regel verursachen die Stiche von Bienen und Wespen größere Schmerzen als die der saugenden Stechinsekten, da die Bienen und Wespen zusätzlich noch ein hochwirksames Gift in die Wunde geben. Das ist auch der Grund dafür, dass manche Leute allergisch auf diese Stiche reagieren. Bei Anzeichen von Atemnot oder Schwindel muss man unverzüglich einen Notarzt informieren, denn dann besteht die Möglichkeit einer lebensbedrohlichen Situation durch einen allergischen Schock. Auch bei Stichen in Mund oder Hals muss der Notarzt alarmiert werden, da die Schwellung die Atmung behindern kann.

Erste Hilfe bei Stichen von Bienen und Wespen

Zu den Bienen zählen übrigens neben den Honigbienen auch die zahlreichen allein lebenden Bienen und die Hummeln. Beim Stich einer Biene bleibt der Stachel mitsamt der Giftblase in der Wunde zurück und muss rasch und vorsichtig entfernt werden. Das ist bei Stichen von Wespen – und dazu gehören auch die großen Hornissen – nicht nötig. Alle Stiche sollten schnell gekühlt werden, um den Juckreiz zu lindern und Schwellungen abklingen zu lassen. Hierfür eignen sich Kältekompressen oder Eiswürfel. Am besten die Eiswürfel oder Kühlpads in ein sauberes Tuch einwickeln und sie erst dann auf die Haut legen, um Erfrierungen zu vermeiden.

Omas hilfreiche Hausmittel gegen Bienen- und Wespenstiche

Zum Glück gibt es gegen die schmerzhaften Stiche einige hilfreiche Mittel in Omas Hausapotheke, die für Linderung sorgen. Besonders häufig kommt die gute alte Zwiebel zum Einsatz. Der Saft der Zwiebel hat einen kühlenden Effekt und wirkt darüber hinaus auch entzündungshemmend und antibiotisch. Eine frische Zwiebel halbieren und eine Hälfte mit der Schnittseite so lange auf die Einstichstelle legen, bis die Schmerzen etwas nachlassen. Wenn man die Zwiebelhälfte nicht so lange halten möchte, kann man sie auch mit einem Verband festbinden. Zusätzlich kann man auf die aufgeschnittene Zwiebelhälfte etwas Zucker geben, denn dieser entzieht Insektenstichen die Feuchtigkeit und damit ebenso das Gift.

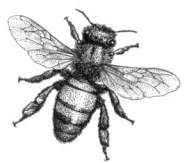

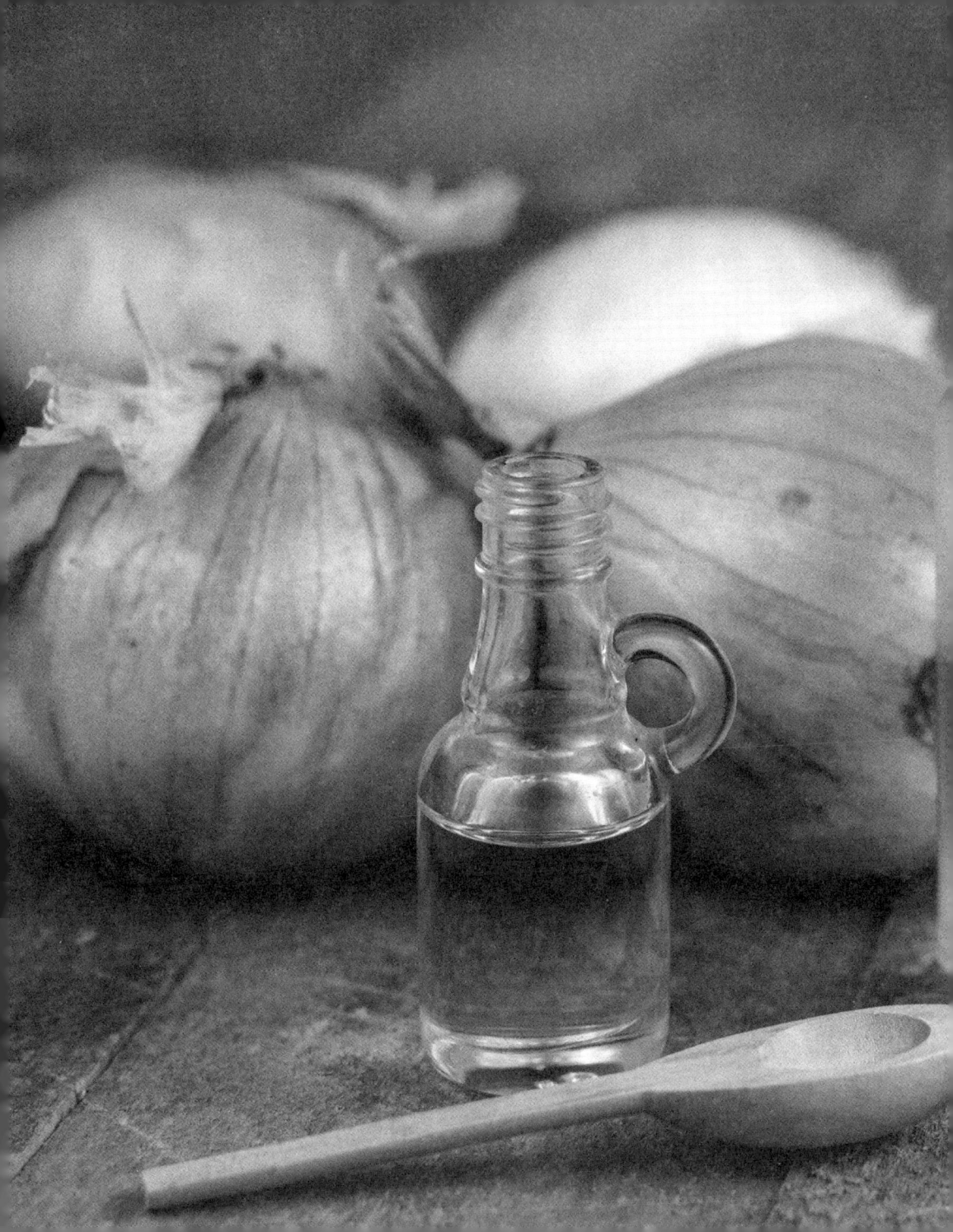

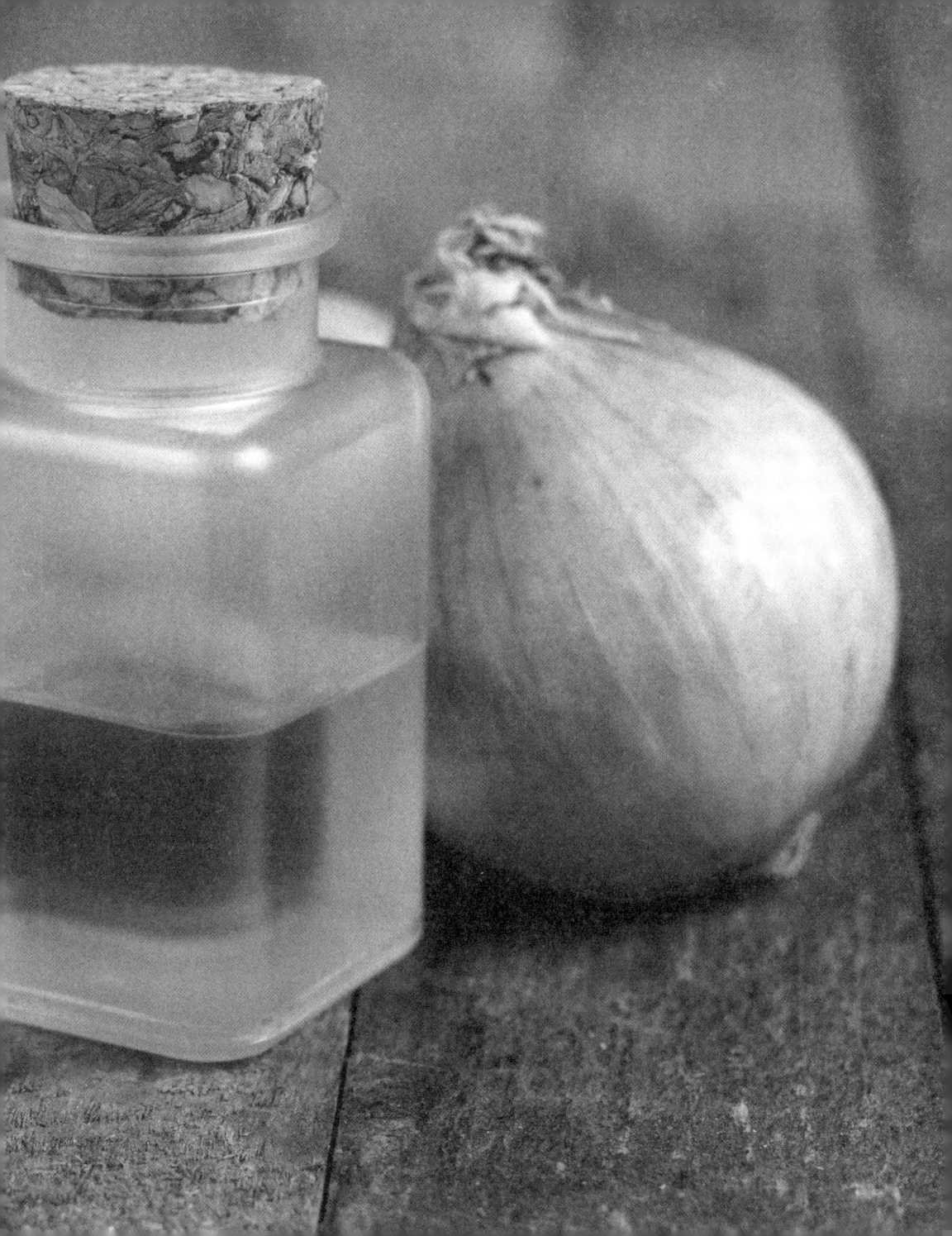

Mit Schwarzen Johannisbeeren gegen Bienen- und Wespenstiche

Schwarze Johannisbeeren tragen ebenfalls zur Verminderung der Schmerzen bei einem Bienen- oder Wespenstich bei. Einfach frische Schwarze Johannisbeeren zerdrücken und die Masse auf den Wespen- oder Bienenstich streichen.

Omas hilfreiche Hausmittel gegen Ameisenbisse

Ameisenbisse sind grundsätzlich harmlos, aber einige Ameisen spritzen zusätzlich Ameisensäure in die Bisswunde. Dagegen helfen ebenfalls die oben bei Wespen- und Bienenstichen beschriebenen Zwiebelhälften. Gute Kühlung und eine schmerzstillende Wirkung verspricht auch eine Scheibe Salatgurke, die man auf die Bissstelle gibt. Darüber hinaus wirkt auch Essigwasser. Einfach Essig und Wasser zu gleichen Teilen mischen und die Bisse damit betupfen. Allerdings trocknet Essigwasser die Haut allmählich aus, sodass man eventuell dann eine feuchtigkeitsspendende Behandlung braucht – etwa wieder mit einer Gurkenscheibe oder etwas Magerquark.

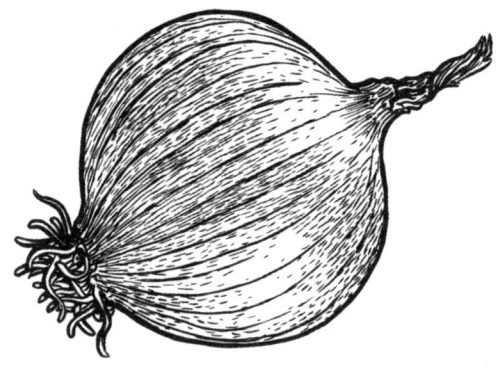

Mücken, Schnaken & Co.

Die meisten Insektenstiche und -bisse erhält man von den Insekten, die es auf unser Blut abgesehen haben. Auf dem unangefochtenen ersten Platz stehen dabei die Stechmücken, von denen bei uns über 100 verschiedene Arten vorkommen. Dazu kommen noch einmal ebenso viele blutsaugende Arten der Schnaken, 50 verschiedene Arten der Kriebelmücken, zahlreiche verschiedene Stechfliegen und Bremsen sowie die besonders fiesen Grasmilben, deren Larven in die Haut eindringen und die Allergien und Entzündungen hervorrufen können.

Omas Hausmittel Nummer 1: Stiche vermeiden

Wer sich in gefährdete Bereiche begibt – etwa an Gewässern, in Feuchtgebieten, in der Nähe von Pferden und Rindern oder auf frisch gemähten Wiesen – sollte sich durch seine Kleidung vor Bissen schützen. Lange Ärmel, lange Hosenbeine und bei Grasmilben zusätzlich lange Strümpfe, die man über die Hosenbeine zieht, können die Gefahr von Bissen und Stichen erheblich reduzieren. Zudem gibt es auch einige Hausmittel, mit denen man die Plagegeister vertreiben kann. Beispielsweise halten ätherische Öle wie Zitronen-, Lavendel- oder Teebaumöl Insekten fern und eignen sich damit perfekt als Schutz für einen Aufenthalt im Freien. Es gibt Tinkturen zum Einreiben der Haut und auch viele Duftkerzen, die diese Duftstoffe enthalten.

Omas Hausmittel Nummer 2: Nicht kratzen

Auch wenn es manchmal schwerfällt und leichter gesagt ist als getan – aber bei einem Insektenstich sollte man auf keinen Fall kratzen. Am Ende verschlimmert das den Juckreiz nur und kann darüber hinaus sogar zu Infektionen führen, wenn die Haut durch das Kratzen verletzt wird und dadurch Erreger eindringen.

Omas Hausmittel Nummer 3: Spucke

Das vielleicht älteste Hausmittel gegen Insektenstiche überhaupt ist – die eigene Spucke! Wer gerade nichts anderes zum Kühlen zur Hand hat, kann auch etwas Speichel auf die Stelle mit dem Insektenbiss reiben. Dieser wirkt antibakteriell, lindert den Juckreiz und wirkt durch die Verdunstung angenehm kühl. Das Schöne: die Anwendung kann man bei Bedarf endlos wiederholen.

Omas hilfreiche Spitzwegerichkur

Spitzwegerich wächst in der Natur oft wild am Wegesrand. Wenn man die Blätter zerstößt und zerreibt und den Saft oder das Mus auf einen Insektenstich gibt, lindert das den Juckreiz und verringert die Schwellung.

Mit Weißkohl gegen Insektenstiche

Der Saft von Weißkohl hemmt ebenfalls Entzündungen und verringert Schwellungen. Man zerkleinert die Blätter und reibt den Insektenstich damit ein.

Omas hilfreiche Petersilienwickel

Ein altes Hausmittel aus Omas Apotheke gegen Insektenstiche ist Petersilie, wie man sie normalerweise in der Küche verwendet. Die Blätter fein hacken und in ein Tuch legen. Die schmerzende oder geschwollene Stelle damit umwickeln und 30 Minuten einwirken lassen.

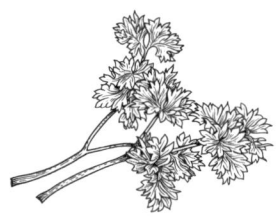

Mit Essig und Alkohol gegen Insektenstiche

Essig und Alkohol sind ein bewährtes Mittel aus Omas hilfreicher Hausapotheke gegen Mückenstiche. Für die Behandlung gibt man einfach etwas Essig unverdünnt auf die Bisswunde. Der Essig wirkt desinfizierend und kühlt gleichzeitig. Ebenso kann aber auch reiner Alkohol den Insektenstich desinfizieren. Außerdem entzieht der Alkohol dem Gewebe Flüssigkeit und wirkt dadurch abschwellend. Zur Anwendung tröpfelt man etwas Alkohol aus der Apotheke auf einen Waschlappen und legen diesen für etwa eine halbe Stunde auf den Stich. Hat man keinen reinen Alkohol zur Verfügung, tut es notfalls auch ein hochprozentiger klarer Schnaps

Mit Zitrone gegen Insektenstiche

Die Beschwerden nach Insektenstichen lassen sich auch mit Zitrone lindern. Dazu benötigt man eine Bio-Zitrone mit unbehandelter Schale. Die Zitrone heiß abwaschen, die Schale abreiben und die Stichstellen zur Linderung der Schwellung und des Juckreizes damit einreiben. Alternativ kann man die Insektenstiche auch mit Zitronenöl beträufeln.

Omas hilfreiche Heilerde

Heilerde oder Tonerde gehört zu den ältesten und hilfreichsten Hausmitteln aus Omas Apotheke. Gegen die Folgen von Insektenstichen verrührt man 1 Teelöffel Tonerde – etwa aus der Apotheke – mit etwas Wasser zu einer breiigen Substanz. Dann die Insektenstiche damit einreiben. Die Heilerde entspannt die Haut und lindert den Juckreiz

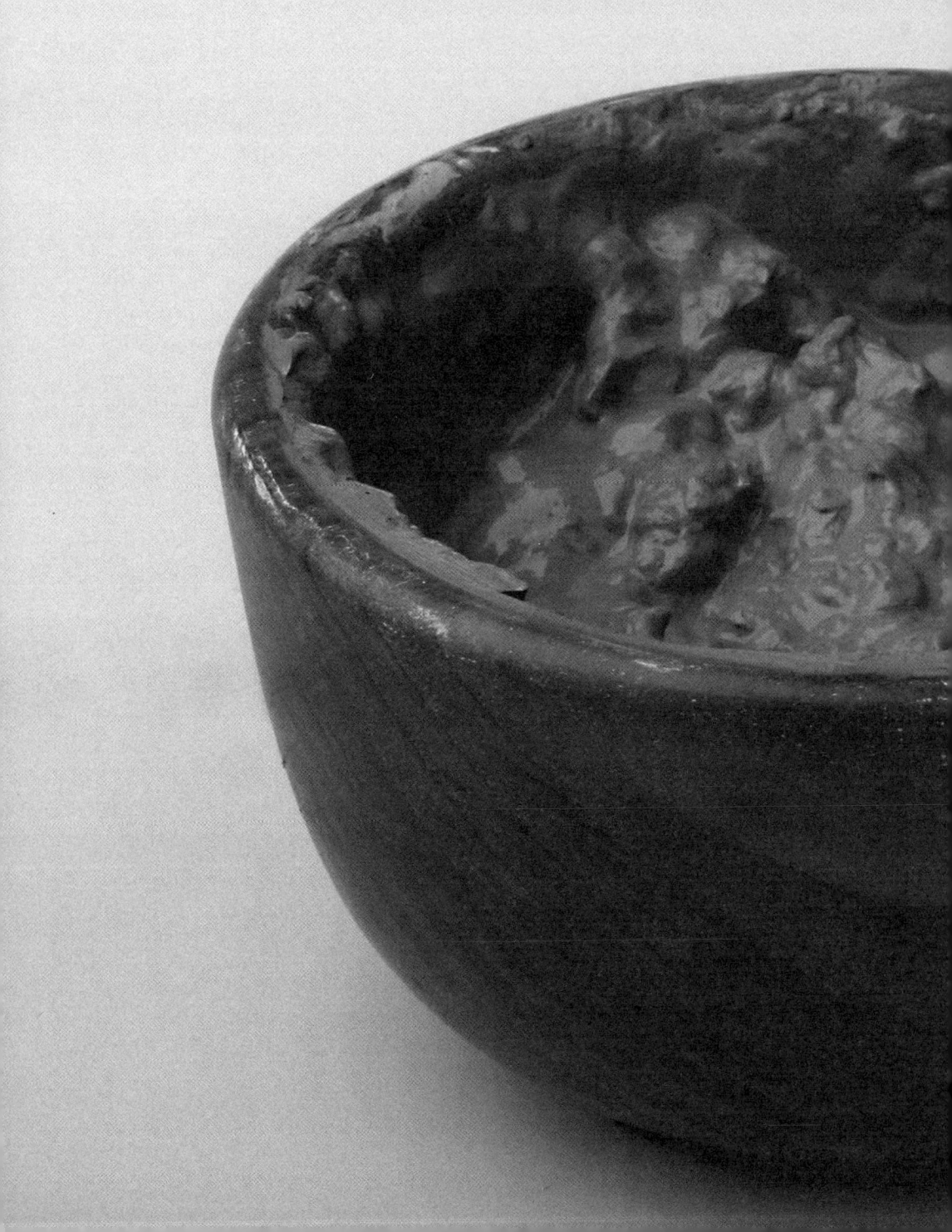

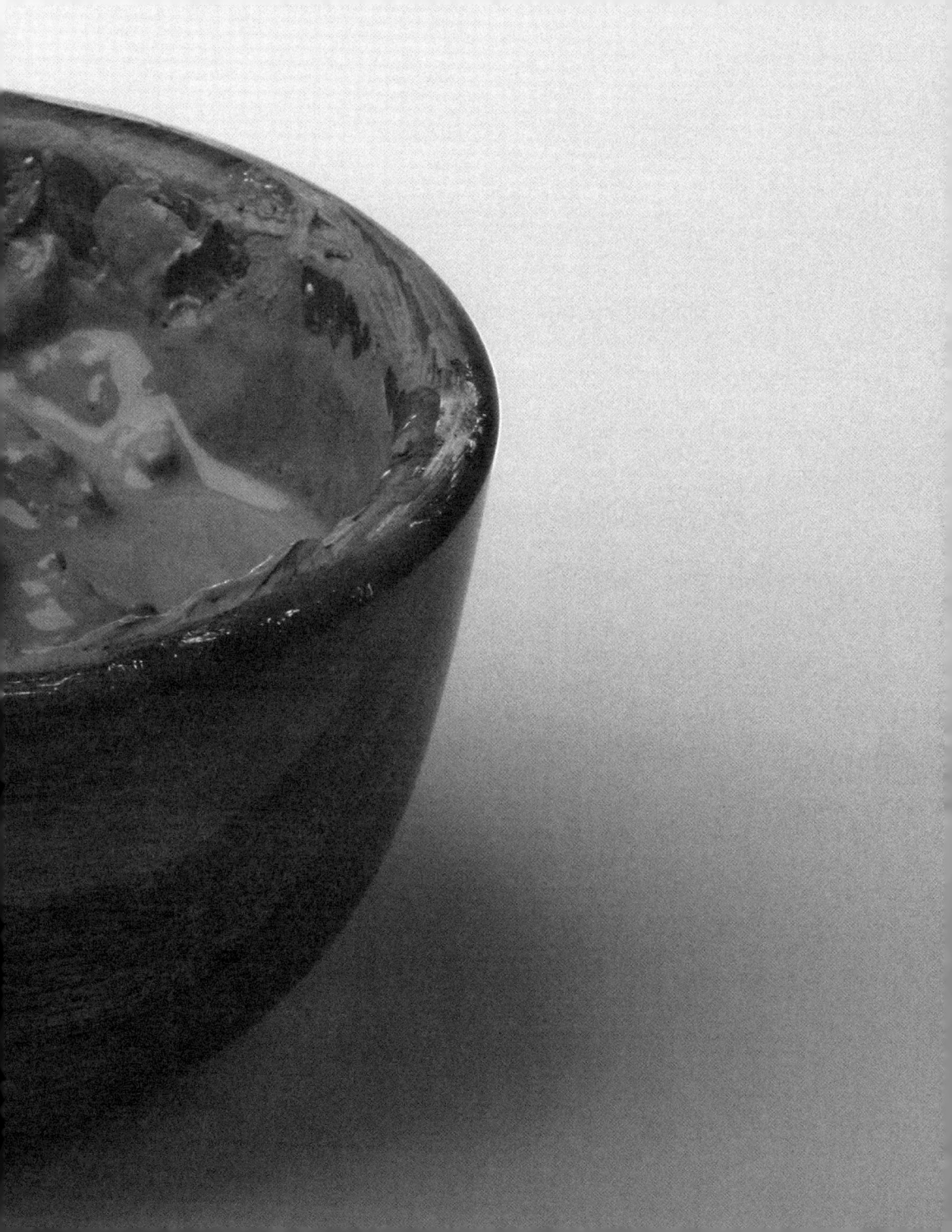

Mit Quarkkompressen gegen Insektenstiche

Ein Quarkumschlag ist entzündungshemmend und kühlt gleichzeitig über einen längeren Zeitraum. Man streicht den Quark auf ein Tuch und legt ihn auf den Stich, bis der Quark angetrocknet ist. Das lindert die Entzündung. Bei Bedarf mehrmals wiederholen.

Mit Lavendelöl und Teebaumöl gegen Insektenstiche

Gegen den Juckreiz nach Insektenstichen hilft Lavendelöl, das man einfach mit einem Wattebausch auf den Stich tupft. Genauso wirkt Teebaumöl: Einfach einige Tropfen Teebaumöl auf etwas Watte geben und auf den Insektenstich tupfen.

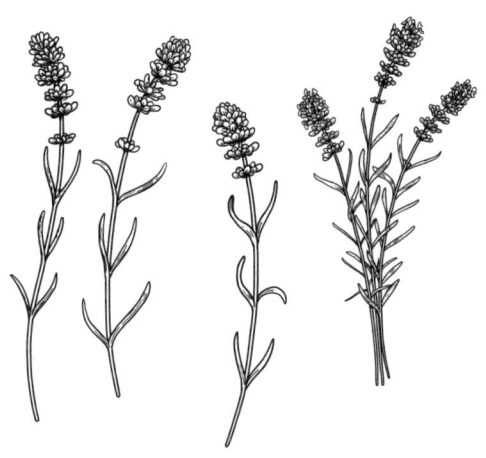

Hilfreiche Mittel gegen Sonnenbrand

Auch wenn es mittlerweile allgemein bekannt ist, dass ein ausgedehntes Sonnenbad große Gefahren birgt und schnell zu schweren Verbrennungen der Haut führen kann, passiert es immer wieder: Sonnenbrand! Die Haut wird rot, fängt an zu brennen und kann in schweren Fällen sogar Blasen bilden oder beginnen, sich zu schälen. Zudem können Symptome wie Fieber, Übelkeit und Kreislaufbeschwerden hinzukommen. In diesem Fall sollte man dringend zum Arzt gehen.

Omas Hausmittel Nr. 1: Vorbeugung

Der beste Schutz gegen Sonnenbrand ist die Vorbeugung. Vor allem hellhäutige Personen und Kinder müssen sich vor einer direkten UV-Bestrahlung besonders schützen, beispielsweise mit Kleidung und Sonnenlotions mit einem hohen Lichtschutzfaktor. Übrigens: Auch im Schatten kann man die Sonne genießen und braun werden.

Omas Hausmittel Nr. 2: Raus aus der Sonne!

Sonnencreme bietet einen wichtigen Schutz, aber trotz des Eincremens kann man einen Sonnenbrand bekommen. In diesem Fall sollte man sich sofort in den Schatten begeben und am besten Kleidung anziehen, die die Haut vor weiteren Strahlenschäden schützt.

Omas Hausmittel Nr. 3: Viel trinken!

Bei einem Sonnenbrand sollte man grundsätzlich viel trinken. Die Hitze, die der Körper wegen der Verbrennung verspürt, versucht er durch vermehrte Schweißbildung auszugleichen. Die Folge ist ein erhöhter Flüssigkeitsverlust. Mit reichlich Wasser oder Saftschorlen kann man seinen Flüssigkeitshaushalt wieder ausgleichen.

Mit Quark- und Joghurtwickeln gegen Sonnenbrand

Quark und Joghurt zählen zu den absoluten Klassikern unter Omas hilfreichen Hausmitteln, denn sie kühlen, spenden Feuchtigkeit und lindern dabei die Schmerzen. Den kalten Quark oder Joghurt auf ein sauberes Tuch geben und die gerötete Hautpartie anschließend damit umwickeln. Achtung: Quark und Joghurt dürfen niemals mit offenen Wunden in Kontakt kommen, da sie Bakterien enthalten, die Entzündungen verursachen können. Das gilt auch für schwere Verbrennungen der Haut. In schweren Fällen also keine Quark- oder Joghurtwickel anwenden, sondern lieber direkt zum Arzt gehen!

Omas hilfreiche Kartoffelkur gegen Sonnenbrand

Die in Kartoffeln enthaltene Stärke kann Sonnenbrand abklingen lassen und die gereizte Haut bei der Heilung unterstützen. Für eine schnelle Schmerzlinderung schneidet man eine Kartoffel in Scheiben und legt diese direkt auf die gerötete Haut auf. Sobald der angenehm kühlende Effekt nachlässt, die Scheiben wieder entfernen. Alternativ kann man eine geschälte rohe Kartoffel in einem Mixer pürieren, und den gewonnenen Brei dann auf die verbrannten Hautstellen verteilen. Nach 30 Minuten gründlich abwaschen.

Mit grünem Tee gegen Sonnenbrand

Die beruhigenden Inhaltsstoffe des grünen Tees helfen der Haut bei der Regeneration und können sogar von Sonnenbrand ausgelöste Zellschäden verringern. Für die Behandlung grünen Tee aufbrühen, 5 Minuten ziehen lassen, abseihen und abkühlen lassen. Dann ein sauberes Handtuch mit dem abgekühlten Tee tränken und 20 Minuten auf die betroffene Hautstelle auflegen.

Mit Aloe vera die Heilung unterstützen

Die entzündungshemmende Eigenschaften der Aloe Vera helfen besonders gut gegen die Symptome eines Sonnenbrandes. Einfach ein paar Aloe Vera Blätter auspressen und den Saft auf die betroffene Stelle auftragen. Er spendet nicht nur sehr viel Feuchtigkeit, sondern stärkt die Haut mit Vitaminen und Mineralien. Die Haut beruhigt sich, die Schmerzen lassen nach und die Heilung wird unterstützt.

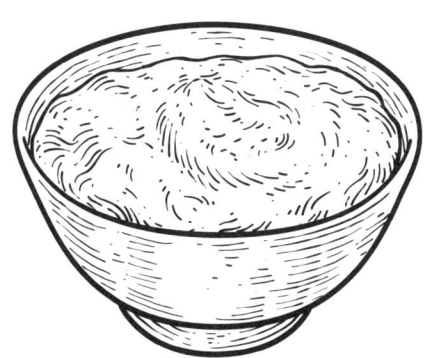

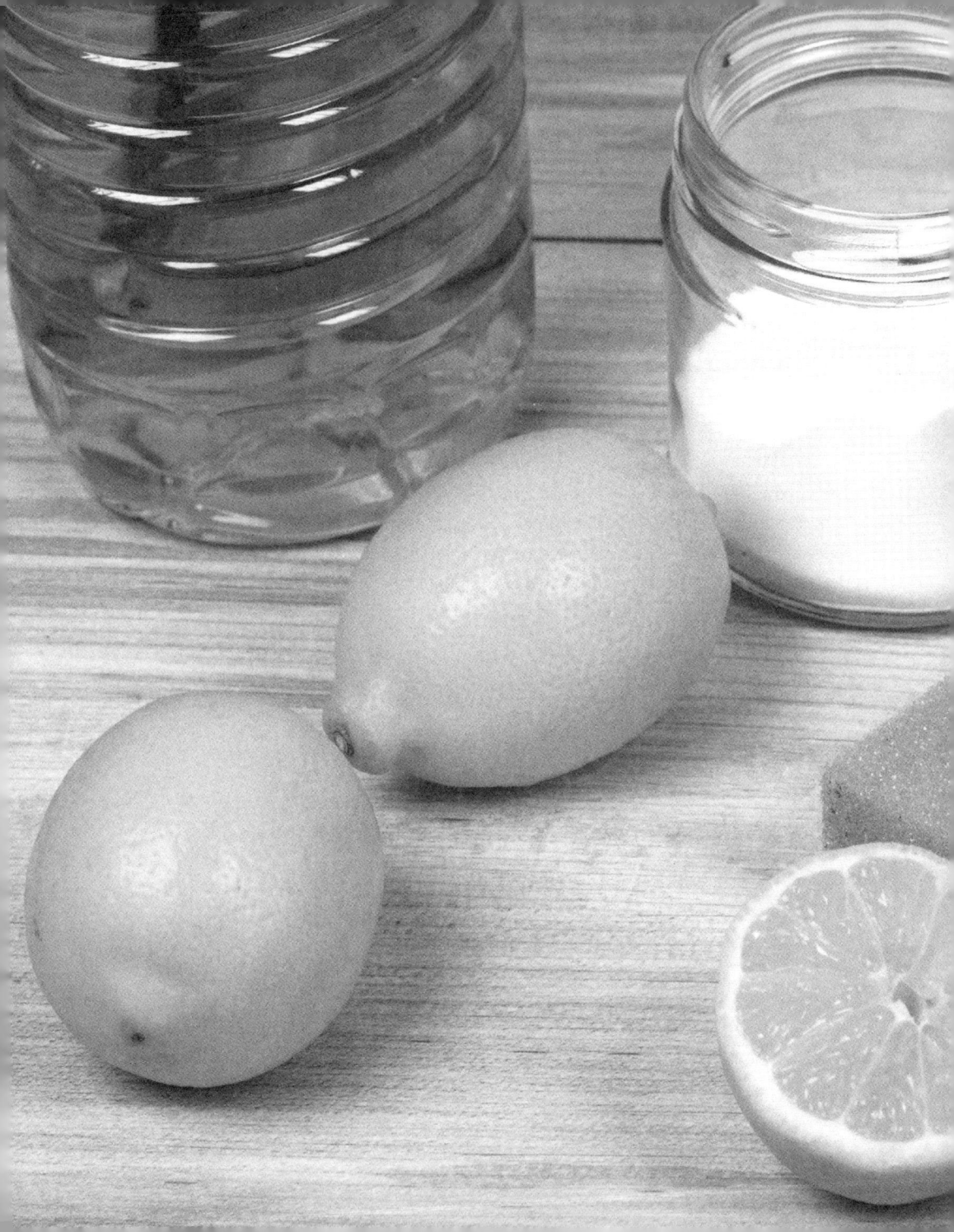

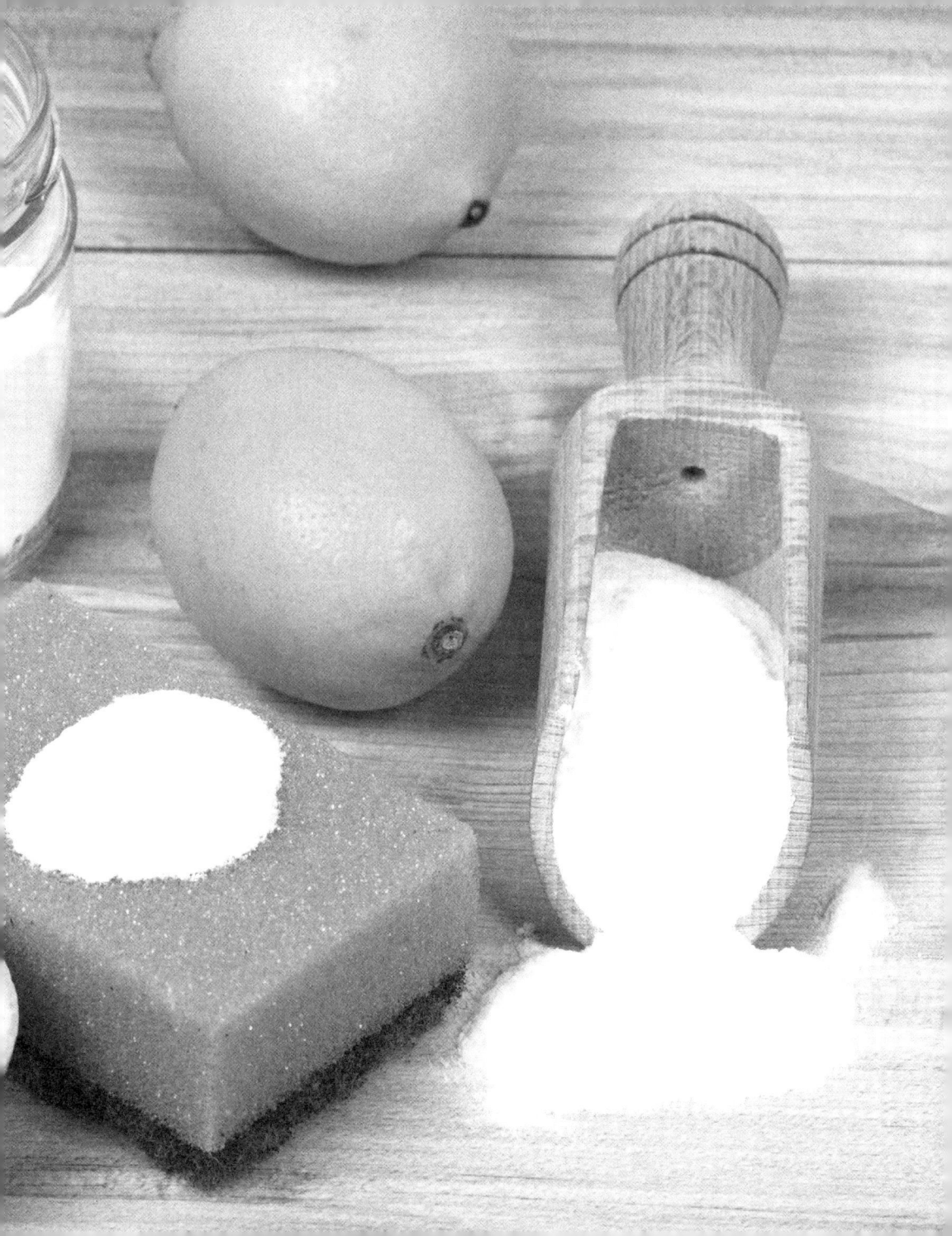

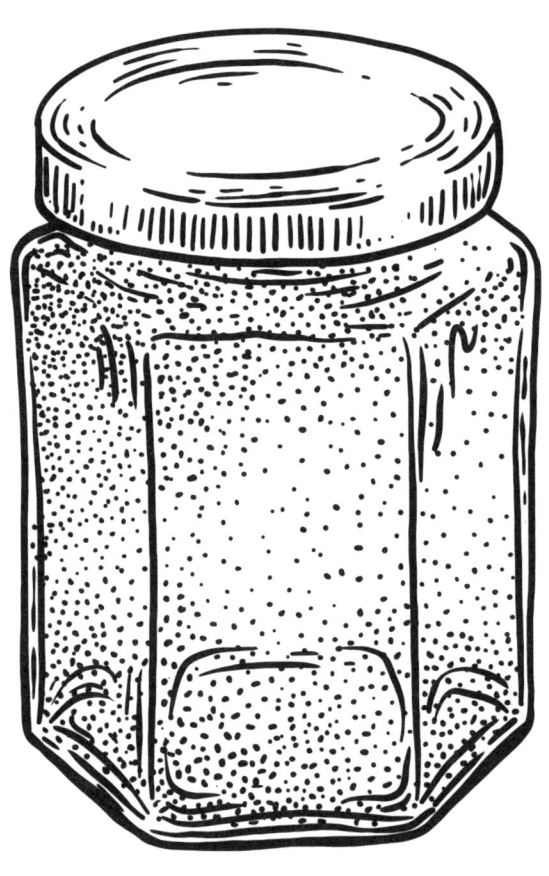

Omas hilfreiche Haushaltstipps

Nicht nur bei den Themen Gesundheit und Schönheit gibt es zahlreiche Tricks und Tipps, die schon Oma wusste, sondern natürlich auch im Bereich Haushalt. Vor allem, wenn es um Putzen, Waschen, Fleckenentfernung, Küchengeheimnisse oder die Bekämpfung unerwünschter Gerüche und Schädlinge geht, sind Omas hilfreiche Haushaltstipps unschlagbar und immer noch auf der Höhe der Zeit.

Omas hilfreiche Haushaltstipps zum Putzen

Vor allem beim Putzen sind viele Geheimnisse aus Omas Haushalt sehr hilfreich, denn geputzt wurde schon immer. Ob Möbel, Fußböden, Fenster, Küchengeräte oder Oberflächen – Oma hat schon immer alles sauber gekriegt!

Polstermöbel entstauben

Mit der Zeit setzt sich in Polstermöbeln eine Menge Staub ab. Wenn man sie ausklopft, fliegt der ganze Staub durch die Wohnung und reizt Augen und Atemwege. Dagegen empfehlen Omas hilfreiche Haushaltstipps Essigwasser. Einfach Essig und Wasser im Verhältnis 1:4 mischen, ein Tuch damit anfeuchten und auf das Polstermöbel legen. Jetzt kann man das Polstermöbel kräftig ausklopfen, etwa mit einem Besenstiel. Das feuchte Tuch bindet den Staub, und das Essigwasser frischt zusätzlich noch die Farbe auf.

Möbel umstellen ohne Spuren

Wenn man Möbel umstellt, hinterlassen sie an ihrem alten Standort meist unschöne Abdrücke auf dem Teppichboden. Die kann man aber leicht mit Eiswürfeln entfernen. Dazu einfach auf jeden Abdruck einen Eiswürfel legen über Nacht einwirken lassen. Danach die Druckstelle mit einem Handtuch trocken reiben – und die Druckstellen sind verschwunden.

Fensterputzen mit schwarzem Tee und Zitrone

Es muss nicht immer Seife sein: Fensterscheiben lassen sich auch hervorragend mit schwarzem Tee und Zitrone putzen! Den Putzeimer mit warmem Wasser füllen. In der Zwischenzeit 3 Teebeutel schwarzen Tee mit 0,25 Liter Wasser aufkochen und 10 Minuten ziehen lassen. Die Beutel entfernen und den Saft von 1 Zitrone hineinpressen. Die Mischung in das Putzwasser geben und die Fenster mit einem fusselfreien Tuch putzen. Mit einem weiteren trockenen Tuch nachpolieren.

Jalousien putzen leicht gemacht

Mit einer feuchten Socke, die über die Hand gezogen wird, lassen sich Rollos und Jalousien ganz einfach und bequem abwischen.

Fußböden wischen mit Schwarzem Tee

Auch Fußböden kann man sehr gut mit schwarzem Tee wischen. Den Putzeimer mit dem Putzwasser füllen. In der Zwischenzeit 3 Teebeutel schwarzen Tee mit 0,25 Liter Wasser aufkochen und 10 Minuten ziehen lassen. Die Beutel entfernen und die Mischung in das Putzwasser geben. Vor allem verschmutzte Parkettböden profitieren besonders davon, denn der schwarze Tee verleiht ihnen neuen Glanz.

Putzen mit Kartoffeln

Manche mögen es heute kaum glauben, aber die gute alte Kartoffel ist ein hervorragendes Putzmittel, vor allem für Metalle. So kann man Spülbecken aus Edelstahl spitzenmäßig mit einer halben Kartoffel reinigen, denn die Stärke in der Kartoffel bringt den Stahl so richtig zum Glänzen. Kartoffelschalen können für die Reinigung von Armaturen verwendet werden. Und schließlich werden auch verkalkte Kochtöpfe durch Kartoffelschalen wieder blitzblank. Einfach zwei Handvoll Kartoffelschalen in dem verkalkten Topf auskochen – und schon ist der Kalk verschwunden.

Vaseline für das Ceranfeld

Cerankochfelder können beim Kochen ganz schön schmutzig werden. Omas hilfreicher Geheimtipp: Die Ceranfelder auf dem Herd nach der gründlichen Reinigung dünn mit Vaseline einreiben. Die Vaseline verhindert, dass sich der Schmutz beim nächsten Mal wieder so hartnäckig einbrennt. Außerdem bekommt man die Kochfelder beim nächsten Mal auch viel leichter sauber.

Omas hilfreiches Scheuermittel: Wiener Kalk

Auch Oma musste schon vor 100 Jahren empfindliche Oberflächen scheuern und polieren – und das ganz ohne die riesige Palette von Scheuermitteln, die heute im Handel zur Verfügung stehen. Das Wundermittel dieser Zeiten hieß: Wiener Kalk. Das ist ein gebranntes Gestein, das anschließend sehr fein gemahlen wird. Es ist rein mineralisch, vollständig biologisch abbaubar und besitzt keinerlei chemische Zusatzstoffe. Mit Wiener Kalk kann man auch empfindliche Oberflächen wie Glas, Porzellan, Metalle, Emaille, Keramik und Kunststoffe scheuern. Dazu einfach etwas Pulver auf ein feuchtes Tuch geben und die Oberflächen mit kreisenden Bewegungen reinigen. Dann mit klarem Wasser nachspülen, die Oberflächen abtrocknen und mit einem weichen Tuch polieren.

Fliesen reinigen mit Zahnpasta

Zahnpasta bringt nicht nur die Zähne zum Glänzen, sondern auch verschmutzte Badezimmerfliesen. Dazu die stumpfen Fliesen einfach mit Zahncreme einreiben, kurz einwirken lassen und mit einem nassen Tuch abwaschen. Das Ergebnis ist brillant.

Omas hilfreiche Haushaltstipps für den Duschvorhang

Duschvorhänge können nach einiger Zeit ziemlich unappetitlich werden, dann da sie sehr durch die Feuchtigkeit beansprucht sind, verschmutzen sie schnell oder können sogar schimmeln. Deshalb sollte man einen Duschvorhang vor dem ersten Aufhängen einige Stunden in kaltem Salzwasser einweichen. Das Salz nicht abspülen, um eine allzu schnelle Verschmutzung zu verhindern. Alternativ kann man einen Duschvorhang auch mit etwas Babyöl imprägnieren. Das Öl einfach mit einem Wattebausch auf den Vorhang reiben, dann bleibt er viel länger frisch und sauber. Ist er dann doch einmal schmutzig, kann man ihn abnehmen und mit Zitronensaft oder Essig abreiben – das tötet nicht nur Bakterien ab, sondern auch Sporen von Schimmelpilzen.

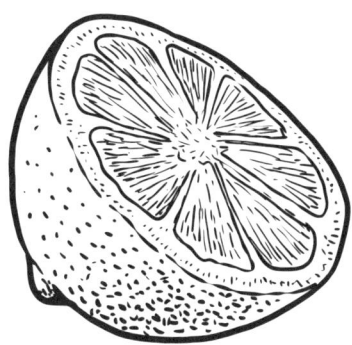

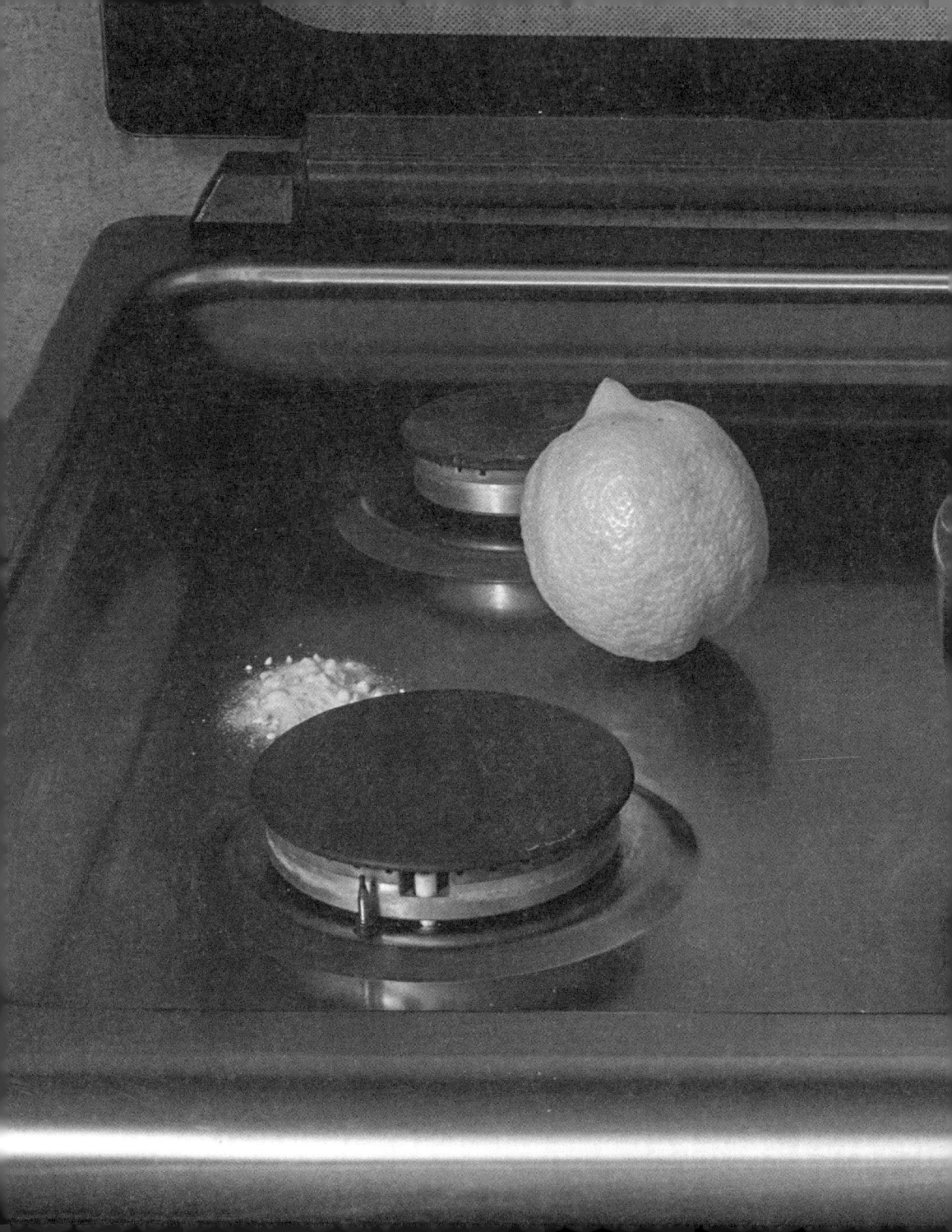

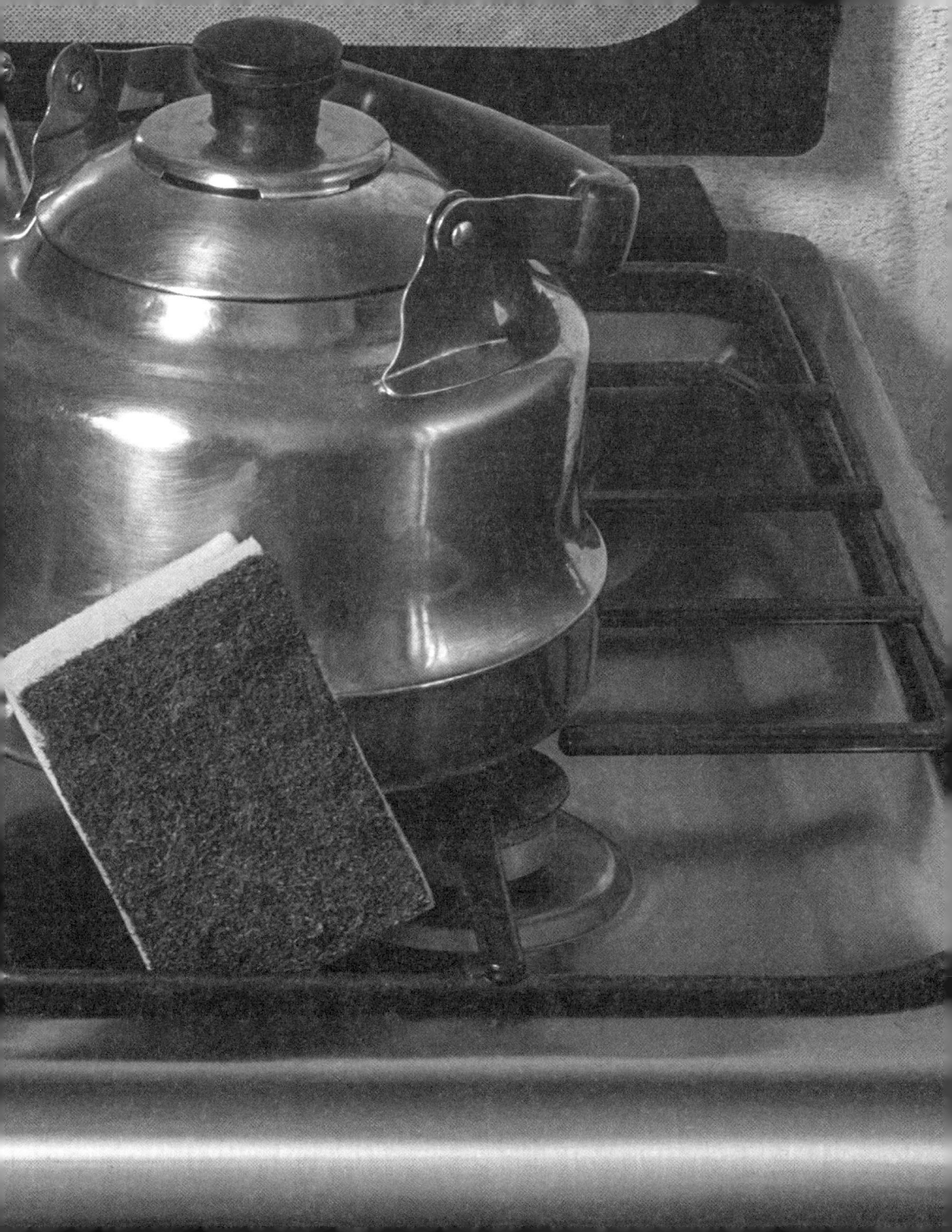

Omas hilfreiche Haushaltstipps für verstopfte Abflüsse

Es ist ganz normal, dass Abflüsse – wie etwa in der Spüle, dem Waschbecken oder der Dusche – mit der Zeit verschmutzen, weil sich Haare, Essensreste oder anderer grober Dreck ansammeln und festsetzen. Wenn man merkt, dass das Wasser nur noch sehr langsam abfließt oder sich schon staut, sollte man spätestens handeln. Denn jetzt bekommt man den Abfluss höchstwahrscheinlich noch mit Omas hilfreichen Hausmitteln frei.

Mit der Saugglocke gegen die Verstopfung

Zuerst sollte man den Abfluss mit mechanischen Mitteln bearbeiten, nämlich mit der guten alten Saugglocke. Diese mittig auf den Abfluss setzen, den Überlauf des Beckens abdichten, etwas Wasser einlaufen lassen und die Saugglocke ruckartig auf und ab bewegen. Nach etwa 10 Bewegungen die Saugglocke abheben. Hat sich der Pfropfen gelöst, fließt das Wasser wieder ab. Mit heißem Wasser großzügig nachspülen. Wenn nicht, das Pumpen mit der Saugglocke wiederholen.

Mit Natron und Essigessenz gegen die Verstopfung

Leichte Verstopfungen lassen sich auch gut mit Natron und Essigessenz lösen. Einfach 4 Esslöffel Natron in den Abfluss geben und anschließend sofort eine halbe Tasse Essigessenz hinterher schütten. Wenn sich die beiden Bestandteile zu einer aktiven Substanz vermischen, hört man ein zischendes Sprudeln. Wenn das Geräusch aufhört, den Abfluss großzügig mit heißem Wasser durchspülen. Wenn man kein Natron zur Hand hat, kann man stattdessen auch Backpulver verwenden.

Omas hilfreiche Haushaltstipps gegen Flecken

Sie lassen sich kaum vermeiden, sind aber ebenso alltäglich wie ärgerlich und lästig. Die Rede ist von Flecken! Und sie können überall entstehen, auf Kleidungsstücken ebenso wie auf dem Teppich, dem Parkett, den Möbeln oder den Wänden. Glücklicherweise gibt es unter Omas hilfreichen Haushaltstipps zahlreiche Tricks und Kniffe, um Flecken wirksam zu bekämpfen.

Omas Erste Hilfe bei Flecken

Grundsätzlich gilt: Ist erst einmal ein Fleck entstanden, muss dieser sofort behandelt werden. Gerade erst entstandene Flecken lassen sich nämlich viel leichter entfernen als ältere, bereits eingetrocknete. Deshalb sollte man möglichst schnell mit dem Reinigen anfangen, sonst wird man den Fleck am Ende wahrscheinlich gar nicht mehr los. Jeden Fleck zuerst mit kaltem Wasser oder besser noch Sprudelwasser behandeln. Destilliertes Wasser eignet sich zur Fleckentfernung ebenfalls sehr gut, weil es im Gegensatz zu Leitungswasser keinen Kalk enthält. So kann man bei der Fleckentfernung unnötige Kalkränder vermeiden. Bei der Entfernung die Flecke immer vorsichtig von den Rändern zur Mitte hin behandeln. Niemals hin und her wischen, denn dadurch können hässliche Fleckenränder entstehen.

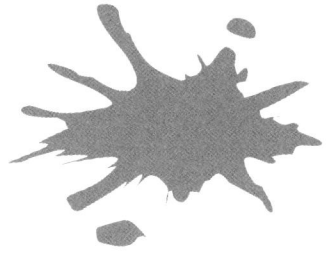

Hilfe gegen Fettflecken

Zu den fiesesten Flecken im Haushalt gehören die Fettflecken. Sie lauern in der Küche praktisch an jeder Ecke und sind bei der Entfernung oft sehr hartnäckig. Deshalb sollte man frische Fettflecken in Stoffen sofort mit Roggenmehl bestreuen. Es saugt das Fett an und verhindert, dass es sich im Stoff festsetzt. Entfernen kann man Fettflecken aus empfindlichen Stoffen, indem man sie mit Branntwein anfeuchtet und eine Stunde ruhig liegen lässt. Dann bestreicht man die Stelle mit Eigelb, reibt sie leicht mit den Fingern und spült sie mit frischem Wasser aus. Das wiederholt man bis zum Erfolg.

Hilfe bei Tintenflecken

Auch Tintenflecken gehören zu den alltäglichen Nervensägen. Bei ihrer Bekämpfung spielt sogar die Farbe der Tinte eine Rolle. Grundsätzlich streut man aber immer erst Salz auf den frischen Tintenfleck, denn die Tinte zieht in das Salz ein. Flecken von roter Tinte werden danach mit frischem Senf bestrichen und dann mit einem Schwamm sauber ausgerieben.

Angetrocknete Tintenflecken behandelt man mit Rhabarber-, Zitronen- oder Erdbeersaft vor. Die betroffenen Stellen einfach einige Zeit darin einweichen und anschließend mit Backpulver in der Sonne bleichen. Bei empfindlichen Stoffen die Tintenflecke mit Milch behandeln und anschließend mit Weingeist abreiben. Tintenflecke in Wollgeweben bestreicht man mit Glyzerin, lässt dieses einige Zeit einwirken und wäscht mit warmem Seifenwasser nach. Kugelschreiberflecken kann man mit Lösungsmitteln wie reinem Alkohol, Kölnisch Wasser oder Rasierwasser entfernen. Auch das Einsprühen mit Haarspray und das anschließende Waschen des betroffenen Kleidungsstückes können helfen.

Hilfe bei Gras- und Gemüseflecken

Vor allem Kinder haben an ihrer Kleidung besonders gerne Grasflecken vom Herumtollen. Diese zuerst mit etwas Butter einreiben, dann mit Seife und kochendem Wasser herauswaschen. Karottenflecken auf der Kleidung bleichen schnell aus, wenn man das Kleidungsstück feucht in die Sonne legt, es so trocknen lässt und anschließend sofort mit Schmierseife einweicht. Dann normal waschen.

Hilfe bei Obst- und Saftflecken

Hartnäckige Obstflecken kann man mit Seife und kaltem Wasser auswaschen, über Nacht mit Milch bedecken und am nächsten Tag noch einmal mit Seife und kaltem Wasser waschen. Heidelbeerflecken mit Jogurt oder Buttermilch behandeln: 1–2 Stunden einwirken lassen und dann gut mit lauwarmem Wasser nachspülen.

Helle Obst- und Saftflecken kann man leicht entfernen: Einfach aus ziemlicher Höhe in einem dünnen Strahl kochendes Wasser über den Fleck gießen. Das funktioniert auch gut bei Tischdecken. Dazu die verschmutzte Stelle über die Öffnung eines Topfes spannen und kochendes Wasser darauf gießen.

Frische Himbeer-, Kirsch- und Fruchtsaftflecken mit Zitronensaft einreiben und dann auswaschen. Alternativ kann man Obstflecken in Textilen sofort mit lauwarmem Wasser und Seife waschen. Danach in Milch tauchen, über Nacht darin ziehen lassen und am nächsten Tag mit Wasser nachspülen.

Nussschalenflecken in warmen Wasser einweichen und mit heißem Essig auswaschen.

Omas Hausmittel gegen Jodflecken

Jodflecken entstehen schnell, wenn man eine Verletzung mit Jodtinktur behandelt. Man entfernt sie aus der Wäsche am besten, indem man sie mit Schmierseife bestreicht, einige Minuten liegen lässt und das Wäschestück dann mit lauwarmem Wasser auswäscht.

Hilfe bei Kaffee- und Kakaoflecken

Kaffeeflecken in empfindlichen Seiden und Wollstoffen mit Glyzerin betupfen und mit lauwarmem Wasser nachwaschen.
Frische Kakaoflecken über ein Gefäß halten und langsam mit kaltem Wasser beträufeln. Dabei mit den Fingern vorsichtig reiben.

Omas hilfreiche Hausmittel bei Schweiß-, Rost- und Stockflecken

Bei Schweiß-, Rost- und Stockflecken gibt es in Omas Hausapotheke ein überaus wirksames Mittel, und das heißt: Säure! Und die kommt vor allem aus dem Essig. Deshalb werden Schweißflecken auch aus bunten Stoffen mit Essigwasser ausgewaschen. Leichte Rostflecken mit Weißweinessig oder Zitronensaft betupfen und anschließend heiß überbügeln. Und auch Stockflecken werden durch Eintauchen des Stoffes in Essig entfernt. Das funktioniert aber nur, wenn sie noch nicht zu alt sind.

Hilfe bei Tomaten- und Spinatflecken

Tomatenflecken vor allem in weißen Stoffen sofort mit warmem Seifenwasser behandeln. Spinatflecken reibt man mit einer rohen Kartoffel ab und spült anschließend mit warmem Seifenwasser nach.

Omas hilfreiches Hausmittel gegen Vogeldreck

Es soll zwar angeblich Glück bringen, wenn man von einem Vogelschiss erwischt wird, aber für die Kleidung ist das trotzdem sehr ärgerlich. Den Vogeldreck von der Kleidung umgehend abkratzen und die verschmutzte Stelle anschließend vorsichtig mit einer Seifenlauge, Essig oder Zitronensaft abtupfen.

Erste Hilfe bei Weinflecken

Für frische Weinflecken gibt es mehrere Behandlungsmöglichkeiten. Der Klassiker ist das sofortige Bestreuen mit Salz. Das Salz zieht den Wein aus dem Stoff. Das ist besonders hilfreich bei Stoffen, die man nicht waschen kann, wie etwa bei Teppichen. Das Salz ruhig großzügig verwenden. Danach kann man den Stoff gut mit Butter oder Öl einreiben und dann kräftig und wiederholt mit Gallseife waschen. Alternativ kann man die Wäsche wiederholt in kochende Milch eintauchen und anschließend in kaltem Wasser auswaschen.

Mit dem Bügeleisen gegen Wachsflecken

Wenn man es sich beim Abendessen mit Kerzenschein gemütlich macht, landen schnell Wachsflecken auf der Tischdecke. Dies kann man aber ganz leicht wieder loswerden: Einfach das hart gewordene Kerzenwachs abkratzen, dann von beiden Seiten weißes Löschpapier auf die Tischdecke legen und das eingezogene Wachs heiß ausbügeln.

Omas hilfreiche Hausmittel gegen Vergilbungen

Vergilbte Gardinen werden über Nacht in lauwarmem Salzwasser oder auch in Vollmilch eingeweicht. Dann beim Waschen in der Maschine der Wäsche ein Päckchen Backpulver beigeben, denn das bleicht die Vergilbungen aus.

Omas hilfreiche Hausmittel gegen unangenehme Gerüche

Im Haushalt entstehen ständig Gerüche, etwa durch bestimmte Lebensmittel wie Käse oder beim Kochen, aber auch in der Spülmaschine oder der Waschmaschine. Bevor man hier zum Duftbaum greift, sollte man erst einmal Omas hilfreiche Hausmittel ausprobieren.

Käse & Co. – gegen die Stinker aus dem Kühlschrank

Kühlschrankgerüche beseitigt man am besten mit Kaffee. In einen Perlonstrumpf vier Esslöffel Kaffeepulver füllen, den Strumpf verknoten und in den Kühlschrank geben. Schnell werden die Gerüche neutralisiert.

Hilfe bei riechender Tupperware

Wenn die Tupperware-Dose nach Essen riecht und dieser Geruch nicht nachlässt, die Dose einfach über Nacht in das Gefrierfach legen. Danach sollte der Geruch verschwunden sein.

Mit Gewürznelken gegen Essensgerüche

Der Kochschwaden gehört zu den hartnäckigsten Geruchsbelästigungen im Haushalt. Zum Glück kann man ihn mit Gewürznelken schnell vertreiben. Einfach 2–3 Gewürznelken auf die heiße Herdplatte legen und sie dort verglühen lassen. Das riecht zwar zunächst auch etwas streng, aber dafür sind die Kochgerüche nach kurzer Zeit weg.

Omas hilfreicher Haushaltstipp für die Spülmaschine

Unangenehme Gerüche in der Spülmaschine verhindert man mit Zitronenschalen. Dazu einfach ausgepresste Zitronenschalen in die Spülmaschine geben. Die Zitronenschalen sondern einen angenehmen frischen Duft ab. Die Schalen nach jeder Wäsche auswechseln.

Omas hilfreicher Haushaltstipp für die Waschmaschine

Auch in der Waschmaschine kann es zu unangenehmen Gerüchen kommen, was sich später bei der getrockneten Wäsche sehr unschön modrig oder muffig bemerkbar machen kann. Meist sind dafür Bakterien und Pilze verantwortlich. Sie bilden sich im Innenraum der Waschmaschine und sorgen dafür, dass die Maschine stinkt. In den meisten Fällen kann Omas hilfreiches Hausmittel Natron diesen üblen Geruch beseitigen. Einfach 50 g Natron-Pulver direkt in die Waschtrommel streuen, 50 ml Essig-Essenz in die Waschmittel-Kammer für den Hauptwaschgang geben, ein Waschprogramm mit mindestens 60 Grad auswählen und ohne Wäsche durchlaufen lassen.

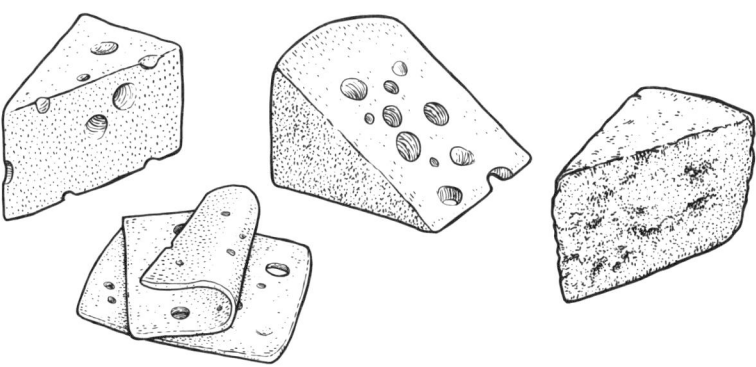

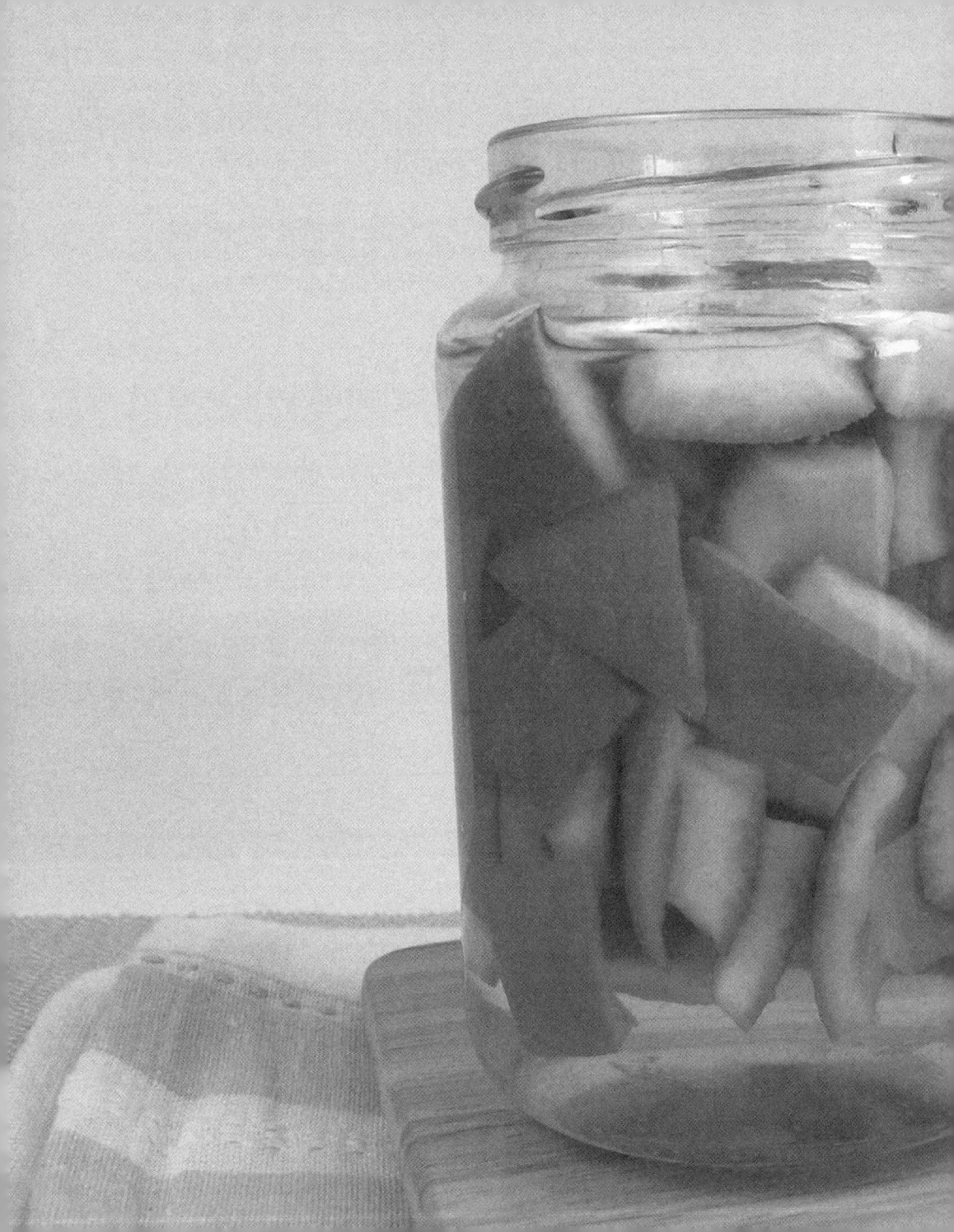

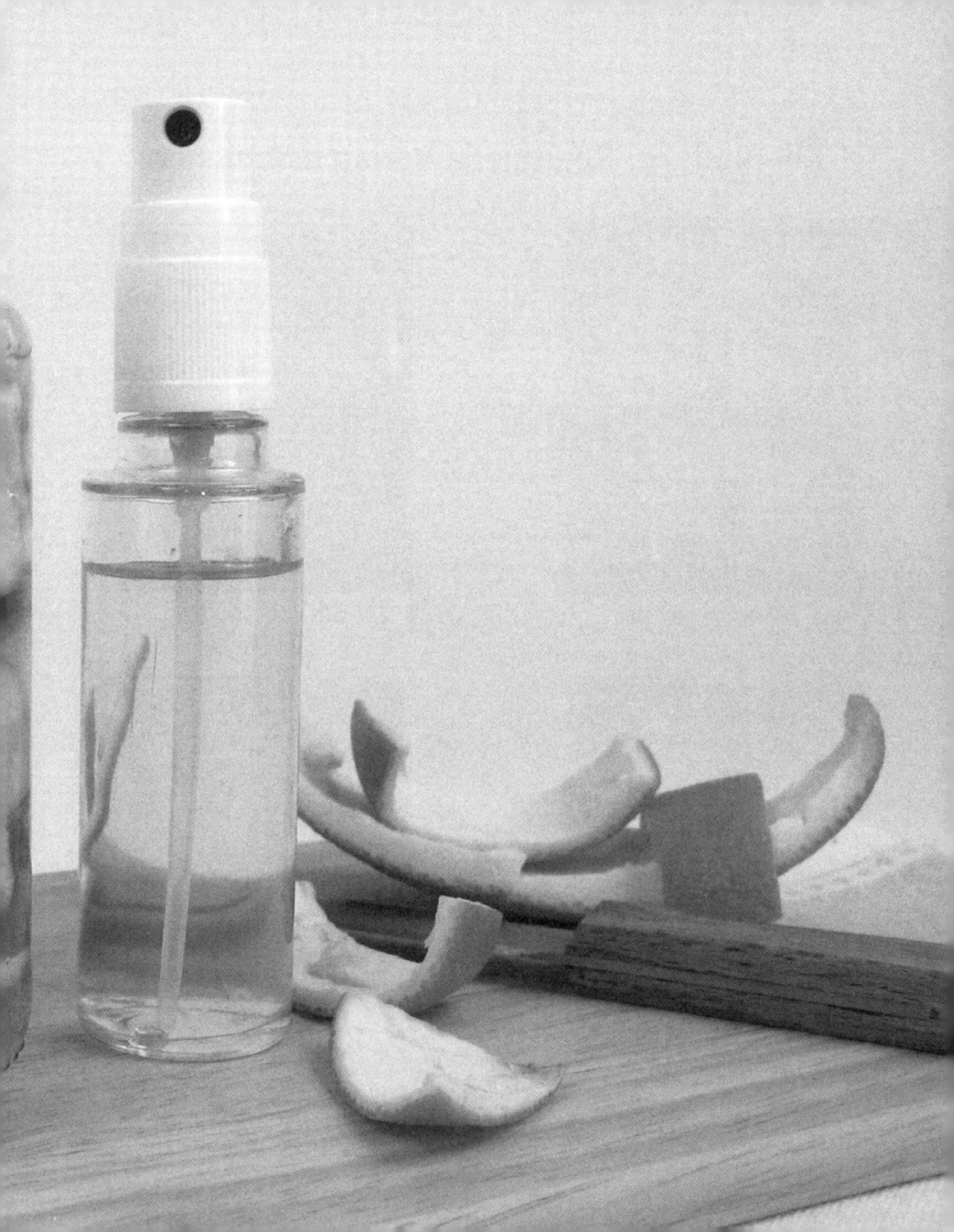

Ebenfalls im Regionalia Verlag erschienen

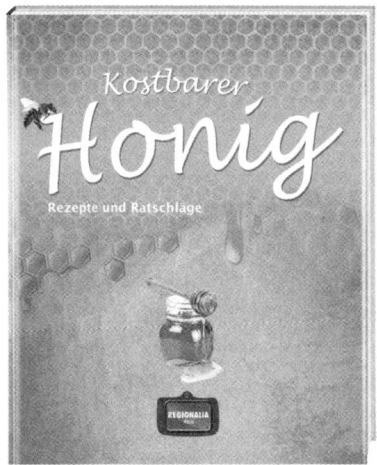

ISBN 978-3-95540-148-1

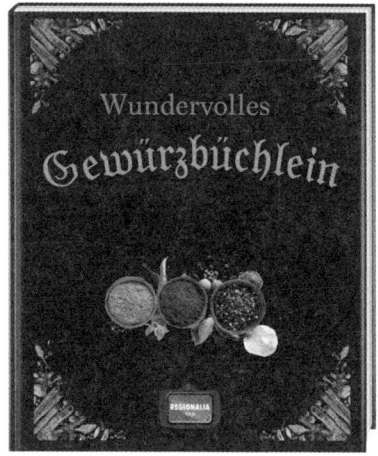

ISBN 978-3-95540-239-6

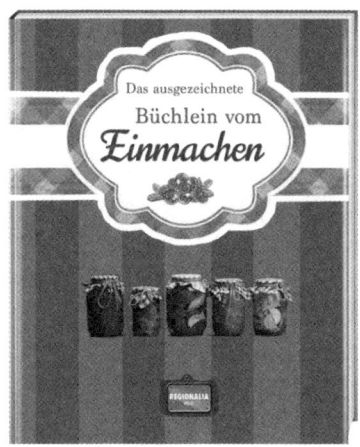

ISBN 978-3-95540-237-2

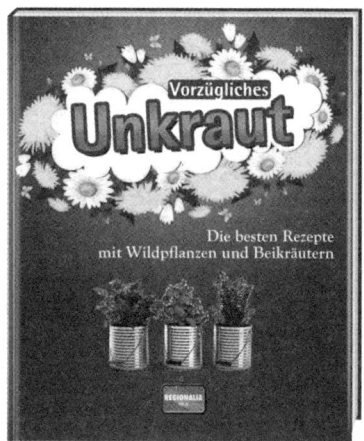

ISBN 978-3-95540-206-8

jeweils 128 Seiten • 16,5 x 19,8 cm • Hardcover • € 4,95